Ayurveda für Kinder

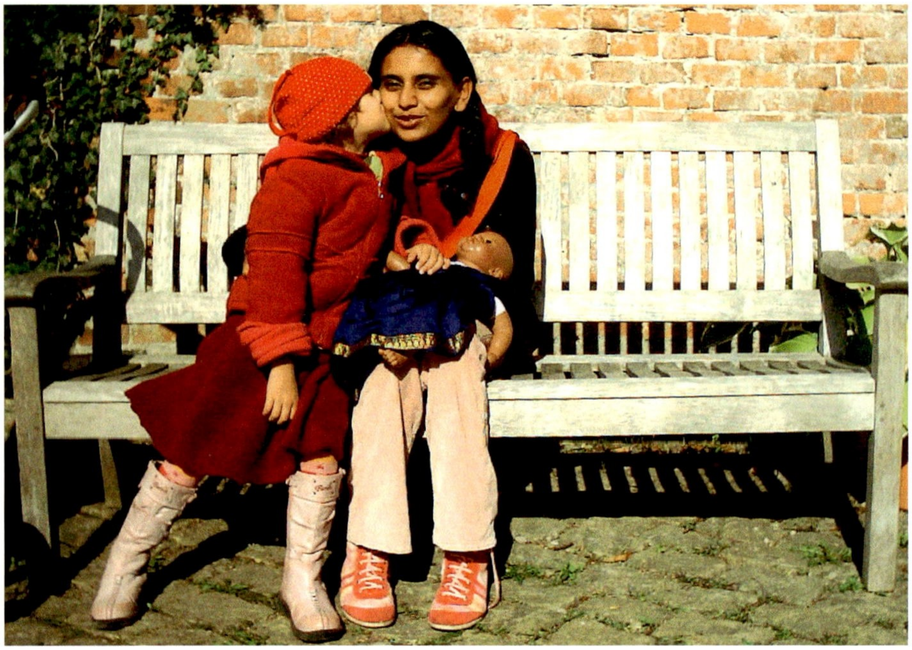

Die Autorin Kalpana Bandecar mit ihrer Tochter Maya.

Kerstin Rosenberg Dr. med. Kalpana Bandecar

Ayurveda für Kinder

Vorsorge · Heilkunde · Ernährung

AT Verlag

AT Verlag, Baden und München
Lektorat: Kristin Bamberg, München
Umschlagbild oben: Balance Yoga Institut, Frankfurt am Main
Lithos: Vogt-Schild Druck, Derendingen
Druck und Bindearbeiten: Firmengruppe APPL, aprinta druck, Wemding
Printed in Germany

ISBN 978-3-03800-334-2

www.at-verlag.ch

Inhalt

Vorwort

Aktuelle europäische Statistiken belegen alarmierende Zahlen: Etwa 10 Prozent der Kinder leiden an Asthma und rund 25 Prozent sind übergewichtig. Da Ayurveda seit einigen Jahren eine überragende Anerkennung und Akzeptanz in der westlichen Bevölkerung erlangt hat, setzt jetzt auch die Kindergesundheitsvorsorge große Hoffnungen in diese ganzheitliche Lehre.

Ayurveda ist nicht ausschließlich Ärzten vorbehalten. Vielmehr ist es ein System, das an seinen Nutzen für jeden Menschen glaubt. Daher ist dieses Buch an alle gerichtet, die Kinder haben und diese nicht nur körperlich, sondern auch in geistiger Hinsicht gesund und immun erhalten möchten. Es gibt viele Bücher über gängige Konzepte des Ayurveda, die in westlichen Sprachen verfasst wurden. Jedoch kenne ich noch keine Publikation in deutscher Sprache, die sich der Kindergesundheitsfürsorge widmet. Daher stellt dieses Buch ein wichtiges Werk – einen ersten Schritt in diese Richtung – dar. Ich hoffe, dass es modernen europäischen Eltern bei der optimalen Gesundheitsfürsorge ihrer Kinder helfen wird. Dieses Buch kann deshalb auch für Kinder- und Allgemeinärzte von Nutzen sein.

Hinsichtlich der körperlichen Ebene gibt es immense Entwicklungen zu verzeichnen wie zum Beispiel die Schutzimpfung, gute Ernährung oder Bewegung. Jedoch haben wir die geistigen Aspekte der kindlichen Entwicklung bisher völlig ignoriert. Da Ayurveda großen Wert sowohl auf die körperliche als auch auf die geistige Gesundheit legt, wird dieses Buch einen kleinen, aber erfolgreichen Ansatz hinsichtlich der geistigen Gesundheitsfürsorge für Kinder bilden.

Die ayurvedische Küche kann in Hinblick auf die Kinderfürsorge und -pflege als kleine Hausapotheke genutzt werden. Verschiedenartige Gesundheitsprobleme von Kindern können durch die Anwendung einfacher Nahrungsmittel oder Pflanzen, die in unserem Gemüsegarten wachsen, sicher behandelt werden. Zudem können einige Probleme gelöst werden, indem einfach nur ein passender Essensplan aufgestellt wird. Hierbei kann dieses Buch ein sehr guter Leitfaden sein.

Kerstin Rosenberg habe ich in ihrer leitenden Funktion an der Europäischen Akademie für Ayurveda kennengelernt und konnte ihre großen Bemühungen, die Botschaft des Ayurveda zum Thema Gesundheitsfürsorge auf persönlicher, familiärer und gemeinschaftlicher Ebene zu verbreiten, über viele Jahre miterleben. Sie ist Autorin mehrerer Bestseller über Ayurveda.

Dr. med. Kalpana Bandecar, eine meiner besten Ayurvedastudentinnen in der westlichen Welt, verbreitet mit großem Enthusiasmus die Idee des Ayurveda in Europa. Sie ist eine erfolgreiche Ayurvedaärztin, die die heilsamen Aspekte anderer Systeme mit einbezieht.

Ich habe außerordentlichen Respekt vor beiden Autorinnen – nicht nur wegen ihres Wissens und ihres Beitrags für Ayurveda, sondern vor allem, weil sie ihr berufliches Engagement im Sinne des Ayurveda mit ihren fürsorglichen und verantwortungsvollen Aufgaben als Mütter zusammenbringen.

Abschließend ein vedisches Mantra (Asvalayana grhya sutra):

Oh, mein Kind,
Du, welches entstanden ist aus jedem meiner Organe
und geboren aus meinem Herzen
Du, welches gleichbedeutend ist mit »Veda«,
sollst mit einem hundertjährigen Leben gesegnet sein.
Om shantih shantih shantih

Shive Narain Gupta MD (Ayu)
Professor am Ayurveda-Hospital und College in Nadiad, Gujarat (Indien)

»Gutes und schlechtes Leben,
glückliches und unglückliches Leben,
das, was dem Leben zu- oder abträglich ist,
das Maß des Lebens und seiner Komponenten
und das Leben selbst – wo all dies erklärt wird,
das nennt man Ayurveda.«
Caraka Samhita, Sutrasthana I.41

Ayurveda – altes Wissen für die heutige Zeit

Ayurveda, die älteste uns überlieferte Medizin, verfügt über einen großen Wissensschatz zur Natur des Menschen. Die alten Weisheiten aus der indischen Hochkultur beschäftigen sich mit allen Aspekten des Lebens und schenken uns ein neues Verständnis über die Zusammenhänge von Körper, Geist und Seele.

Ayurveda wird als »Mutter aller Heilkünste« und als Wurzel der gesamten Naturheilkunde angesehen. Ayurveda betrachtet den Menschen in seiner Entwicklung und deren Störungen auf sehr differenzierte Weise. Dabei hängt die Gesundheit des Einzelnen stark von seinen Lebensgewohnheiten, der Art sich zu ernähren und der Erfüllung körperlicher und emotionaler Bedürfnisse ab.

Diese ayurvedischen Grundzüge prägen auch die Kinderheilkunde, in der jedes Kind entsprechend seiner Konstitution, seiner familiären und umweltbedingten Prägung sowie seiner Lebens- und Ernährungsweise als einzigartiges Individuum betrachtet und behandelt wird. Die auf die Bedürfnisse des Kindes abgestimmten Lebens- und Therapiekonzepte erheben keinen dogmatischen Anspruch auf eine strikte Einhaltung von Regeln und Traditionen, sondern suchen die ganzheitliche Integration und Umsetzungsweise im Alltag und können auch mit schulmedizinischen Behandlungsmethoden kombiniert werden.

Ayurveda für Kinder

Die Kinderheilkunde (Balaveda) ist ein Teilbereich der Ayurvedamedizin und hat ihre Wurzeln sowohl in der vedischen Philosophie als auch in der klassischen Krankheitslehre (Kayachikitsa). Ausgehend von der individuellen Konstitution des Kindes umfasst die ayurvedische Kinderheilkunde ein breites Spektrum ganzheitlicher Therapieempfehlungen: Angefangen mit Vorbereitungsmaßnahmen für eine gesunde Schwangerschaft bis zur Hausapotheke bei Kinderkrankheiten werden richtige Ernährung, Erziehung, Körperpflege, Massage, Yoga und Kräutertherapien für eine gesunde Entwicklung des Kindes eingesetzt. Natürliche Heilmittel sowie einfache Kräuter- und Gewürzmischungen stärken das Immunsystem und helfen bei Kinderkrankheiten und Befindlichkeitsstörungen.

Die Ayurvedaheilkunde setzt sich aus rationalen, psychologischen und spirituellen Therapien zusammen, die das körperliche und psychische Wohlbefinden des Kindes steigern und die geistige Entwicklung fördern. In diesem Sinne ist es nicht nur wichtig, Kinder mit vitalstoffreichen Mahlzeiten und wirkungsvollen Medikamenten zu versorgen, sondern auch die richtige Erziehung, spirituelle Werte und ganzheitliche Entspannungs- und Meditationsübungen als Teil der Heilkunde in den Alltag zu integrieren.

Alle Behandlungsstrategien der ayurvedischen Heilkunde basieren auf der individuellen Konstitution des Menschen. Entsprechend der körperlichen und mentalen Eigenarten des Kindes werden die gesundheitsfördernden Maßnahmen und Therapieformen zur Harmonisierung des Gleichgewichts aller konstitutionsprägenden Kräfte eingesetzt. Dies ermöglicht eine sehr differenzierte Betrachtungsweise, in der typgerechte Erziehungs- und Verhaltensregeln sowie individuelle Behandlungsformen unmittelbar auf die körperliche und psychische Natur des Kindes abgestimmt werden.

Mit Ayurveda können Eltern, Erzieher und Mediziner ein neues Verständnis für die Eigenarten und Beschwerden von Kindern entwickeln und ihnen neue Freiräume für ihre harmonische Entfaltung schaffen. Jedes Kind ist ein Individuum und benötigt deshalb seinen eigenen Rhythmus und seine eigene Form der Unterstützung, um die in ihm wohnenden Potenziale zu entdecken. Je einschränkender die äußeren Lebensbedingungen auf die natürliche Entwicklung einwirken, umso schwerer kann sich die kindliche Konstitution in ihrer wahren Natur und Kraft zeigen. Kinder müssen sich bereits in der Kinderkrippe, im Kindergarten und in der Schule auf leistungsorientierte Bedingungen und Zeitpläne der Erwachsenen sowie andere negative Umwelteinflüsse einstellen oder sich ihnen gar unterordnen. Je nach Konstitutionsausprägung reagiert jedes Kind unterschiedlich auf die positiven und negativen Eindrücke mit Entwicklungsveränderungen oder -störungen.

Mit regelmäßigen Tagesabläufen, guter Ernährung, liebevollen Massagen, entspannenden Yoga-Körperübungen und wertbewussten Erziehungsprinzipien schützt Ayurveda vor ungünstigen Lebenseinflüssen und schenkt dem Kind ein stabiles Fundament für seine individuelle Gesundheit von Körper und Geist. Haben sich Entwicklungsstörungen bereits in Krankheiten manifestiert, so können diese durch den gezielten Einsatz von Nahrungsmitteln, Kräutern und Gewürzen auf natürliche Weise ausgeglichen und behandelt werden.

Der menschliche Körper aus ayurvedischer Sicht

Um Ayurveda als ganzheitliche Heilkunde zu begreifen und das logische Konzept seiner Gesundheits- und Therapieempfehlungen nachzuvollziehen, ist es notwendig, einige Grundbegriffe der ayurvedischen Anatomie, Physiologie und Diagnostik zu erläutern.

Mahabhutas – die fünf Elemente

Nach der Lehre des Ayurveda sind Mikro- und Makrokosmos eins, und sowohl der menschliche Körper als auch Nahrungsmittel oder Medikamente lassen sich auf die fünf Mahabhutas (Elemente) zurückführen. Diese fünf Elemente stellen die verschiedenen Wirkprinzipien der materiellen (körperlich manifestierten) und feinstofflichen (geistig/emotionalen) Ebene dar. Alles, was wir in unserer Welt wahrnehmen und spüren können, setzt sich aus Erde (Prithivi), Wasser (Jala), Feuer (Agni), Luft (Vayu) und Äther (Akasha) zusammen. Sobald der Mensch mit seinen Sinnen die ihn umgebende Welt bewusst wahrnimmt, kommt er mit den Elementen in Kontakt. So erleben wir bereits als kleine Kinder die Elemente Erde, Wasser, Luft und Feuer durch ihre unmittelbaren Eigenschaften wie Wärme, Kälte, Flüssigkeit oder Festigkeit auf den ersten Erkundungspfaden durchs Leben.

Die Qualität der Elemente wie sie die Ayurvedaanatomie beschreibt, sollten jedoch nicht unmittelbar mit der Erde des Ackers, dem Wasser der Seen, dem Feuer im Kamin oder der Luft der Atmosphäre verwechselt werden. Die Bezeichnungen sind eher symbolisch zu verstehen und sollen lediglich das übergeordnete Prinzip darstellen.

Durch die fünf Elemente werden die verschiedenen funktionalen und strukturellen Bestandteile des Körpers gebildet, die sich als Körpergewebe, Stoffwechsel oder Organsysteme manifestieren.

Zu den strukturellen Bestandteilen zählen die sieben Körpergewebe (Dhatu) und ihre Untergruppen (Upadhatu), die Ausscheidungsprodukte (Mala) und die Körperkanäle (Scrota).

Die funktionellen Bestandteile des Körpers sind der Stoffwechsel (Agni) und die Funktionsprinzipien (Doshas).

Die Eigenschaften der Elemente:
Äther – Raum, Ausdehnung
Luft – Zeit, Bewegung, Veränderung
Feuer – Licht, Transformation
Wasser – Leben, Fortpflanzung
Erde – Struktur, Form

Wirkung und Funktion der Elemente

Alle Elemente sind stellvertretend für bestimmte Eigenschaften oder Funktionsformen auf der körperlichen und psychischen Ebene. So sind Erde und Wasser für unsere körperlichen Strukturen besonders wichtig, da fast alle Körpergewebe auf ihnen basieren. Sie geben uns Form, Halt und Lebendigkeit. Das Feuer ist entscheidend für unsere körperliche und geistige Lebenskraft. Es schenkt uns Licht, bildet den Stoffwechsel, die Intelligenz und die Willensstärke. Luft und Äther sind die feinstofflichen Aspekte unseres Organismus, die uns mit Beweglichkeit, Sensitivität und geistiger Kraft erfüllen.

Entsprechend der individuellen Konstitution sind die Elemente auf unterschiedlich starke Weise ausgeprägt und bestimmen die körperliche und mentale Manifestation des Menschen vom Kindesalter bis zum Tod. Außerdem stellen die fünf Elemente (Mahabhutas) verschiedene Wirkprinzipien der materiellen und feinstofflichen Ebene dar. Sie werden unmittelbar mit den Sinnesorganen und der damit verbundenen Wahrnehmung in Verbindung gebracht.

Element	Bezeichnung im Sanskrit	Sinne	Zuordnung
Äther/Raum	Akasha	Hören	feinstoffliche Organe wie Chakren, Marmas usw.
Luft	Vayu	Fühlen	Bewegung, Nerven
Feuer	Teja, Agni	Sehen	Transformation, Verdauung
Wasser	Jala	Schmecken	Körperflüssigkeiten
Erde	Prithivi	Riechen	Körperstruktur

Die einzelnen Elemente

Akasha – Äther

Das Prinzip des Äthers zeichnet sich durch seine weichen, leichten, feinen, glatten, durchdringenden und durchscheinenden Eigenschaften aus. Das dem Äther zugeordnete Sinnesorgan ist das Hörorgan, und seine körperliche Manifestation sind die zahlreichen Hohlräume, die sich beispielsweise in Mund, Nase, Atemtrakt, Magen-Darm-Trakt, Brustraum, in den Kapillaren, den Lymphbahnen, Gewebe und Zellen finden.

Akasha verursacht Porosität, Leichtigkeit und Weichheit im Körper.

Vayu – Luft

Luft verkörpert das Element der Bewegung, das sich im menschlichen Körper in den größeren Bewegungen der Muskulatur, dem Herzschlag, dem Ein- und Ausatmen, den Bewegungen der Magenwand, des Darms sowie den sensorischen und motorischen Impulsen des Nervensystems manifestiert. Die Eigenschaften von Vayu werden mit beweglich, leicht, kalt, rauh, fein, trocken und durchdringend benannt. Als Sinnesorgan fungiert der Tastsinn.

Jede Art von Bewegung verstärkt das Luft-Element und macht den Körper trocken, leicht und nicht klebend.

Teja/Agni – Feuer

Die körperliche Wirkung von Agni ist die Verbrennung, die Verdauung, die Erhaltung der Körperwärme und die Versorgung der einzelnen Körperteile. Das Feuer-Element verleiht dem Körper Schönheit in Form seiner Ausstrahlung und manifestiert sich im Stoffwechsel sowie im Denk- und Sehvermögen. Es zeichnet sich durch seine heißen, feinen, leichten, rauhen, nichtschleimigen, durchdringenden, trockenen, klaren und nach oben steigenden Eigenschaften aus.

Jala – Wasser

Die körperliche Wirkungsweise von Wasser (Jala) besteht darin, den Körper klebrig, feucht und dicht zu machen sowie seine flüssigen Bestandteile zum Fließen zu bringen. Jala wirkt aufbauend, bindend und das Gewebe erweichend. Es manifestiert sich in den Absonderungssäften der Verdauungsorgane und Speicheldrüsen, in den Schleimhäuten, im Plasma und Zytoplasma sowie in den Körpersäften Blut, Lymphe und Fett. Es ist sinnlich wahrnehmbar durch das Geschmacksorgan und hat die Eigenschaften flüssig, ölig, kalt, langsam, schleimig, weich, feucht, träge und fließend.

Prithivi – Erde

Das Element Erde wird durch seine Eigenschaften als schwer, langsam, stabil, nicht schleimig, fest, grob, dicht, hart, träge und unbeweglich charakterisiert. Es ist verantwortlich für die Geruchsempfindungen. Als Sinnesorgan wird ihm das Riechorgan zugeordnet.

Erde (Prithivi) macht den Körper stark, fest, schwer und hart. Prithivi manifestiert sich in allen festen Strukturen des Körpers wie Knochen, Knorpel, Nägel, Muskulatur, Sehnen, Haut und Haaren. In seinen körperlichen Wirkungen unterstützt es das Wachstum und macht den Körper kompakt, fest und schwer.

Dhatus – die Körpergewebe

Ayurveda untergliedert die strukturellen Bestandteile des menschlichen Körpers in sieben verschiedene Körpergewebe, die Dhatus genannt werden. Dhatu bedeutet so viel wie »aufbauendes Element«. Die verschiedenen Gewebearten setzen sich alle aus den fünf Elementen (Buthas) zusammen und sind fähig, untergeordnete Gewebe (Upadhatu) zu produzieren. Die einzelnen Gewebe (Dhatu) spielen in der ayurvedischen Heilkunde eine große Rolle, denn alle körperlichen Beschwerden wie etwa Hautkrankheiten, Rheuma oder starkes Übergewicht resultieren aus einer Störung der Körpergewebe.

Bereits während der Schwangerschaft wird der Grundstein für einen gesunden Dhatuaufbau und einen aktiven Zellstoffwechsel gelegt, indem die Mutter mit vitalstoffreicher Nahrung, gesundem Verhalten und Pflanzenheilmitteln alle notwendigen Aufbaustoffe erhält und Störungen vorbeugt.

Die sieben Dhatus:
1. Blutplasma (Rasa)
2. (rote) Blutzellen (Rakta)
3. Muskelgewebe (Mamsa)
4. Fettgewebe (Medas)
5. Knochengewebe (Asthi)
6. Knochenmark und Gehirn (Majja)
7. Fortpflanzungssubstanzen (Shukra)

Die Dhatus werden durch eine komplexe Zellerneuerung gebildet, indem jedes Gewebe mit einem eigenen Stoffwechselprozess aus dem anderen vorhergeht oder das nächste nährt. So wird jedes Dhatu durch eine spezielle Umwandlung in drei Teile aufgespalten: einen gröberen und einen subtileren Anteil (Sara, Essenz) sowie einen Abfallanteil. Der Abfallanteil wird ausgeschieden, der gröbere unterhält das Dhatu, aus dem er sich entwickelt hat, und der feinstoffliche, subtile Anteil nährt das nächste Dhatu, in dem sich der eben beschriebene Prozess wiederholt.

Dieser ständige Erneuerungsprozess ist sehr wichtig für die Gesundheit, die Vitalität und die Jugendlichkeit des Körpers. Ist die Zellerneuerungskette in einem Gewebe unterbrochen, so werden die darauf aufbauenden Gewebe automatisch nicht mehr oder nur in schlechterer Qualität gebildet. Das heißt zum Beispiel, wenn wir über ein schlechtes Rakta-Dhatu (Blut) verfügen, das sich durch eine leichte Übersäuerung und Hautunreinheiten bemerkbar macht, so können wir davon ausgehen, dass die anderen Körpergewebe wie Muskeln, Fettgewebe, Knochen usw. über kurz oder lang ebenfalls gravierende Störungen entwickeln, da sie keine gute Essenz aus Rakta erhalten.

Ein wesentlicher Unterschied zum schulmedizinischen Verständnis der Gewebe besteht darin, dass jeder Gewebeaufbau einen eigenen Stoffwechsel, Umwandlungs- oder Verfeinerungsprozess durchläuft, wobei ein Gewebe aus dem jeweils vorgeschalteten hervorgeht.

In der Kindheit ist der Dhatusstoffwechsel und -aufbau besonders aktiv. Ayurveda lehrt, dass ein junger Mensch für mindestens 20 Jahre über genügend Reservestoffe verfügt, um trotz schlechter Ernährungs- und Lebensweise gesund bleiben und ausreifen zu können. Der vitale Gewebestoffwechsel des Kindes benötigt maximal drei bis vier Tage pro Körpergewebe. Das heißt, innerhalb von höchstens einem Monat können sich die Zellen komplett erneuern. Ab dem 25. Lebensjahr benötigt die Gewebeerneuerung mehr Unterstützung. Die Wirkung ungesunder Verhaltensformen wird durch körperliche Symptome sichtbar.

Häufig reagieren jedoch auch Kinder in jüngeren Jahren sensibel auf äußeres Fehlverhalten und Mangelerscheinungen. Dies zeigt an, dass bereits ein Ungleichgewicht der körperlichen und geistigen Kräfte vorherrscht, das zu einer Labilität und Schwäche im Immunsystem, im Stoffwechsel und im strukturellen Aufbau des Körpers führt.

Neben den Dhatus bilden noch weitere Gewebe die materielle Grundlage des Körpers. Sie sind aber nicht in der Lage, sich in andere Gewebe umzuwandeln. Sie werden deshalb »Nebengewebe« (Upadhatus) genannt.

Auch hier unterscheidet man sieben Arten:
1. Muttermilch und deren Produktionsgewebe (Stanya)
2. weibliche Fortpflanzungssubstanzen (Artava)
3. Blutgefäße (Sira)
4. Sehnen (Kandara)
5. Haut (Tvak)
6. Muskelfett (Vasa)
7. Bänder und Nerven (Snayu)

Ojas – die Lebensessenz

Das Endprodukt einer gesunden und vitalen Gewebeerneuerung ist Ojas – die essenzielle Lebensenergie. Das feinstoffliche Stoffwechselprodukt wird als »feinste Essenz« oder »Strahlen« bezeichnet und ist maßgeblich für die Ausstrahlung und Stimmung verantwortlich. Es bringt die Augen zum Leuchten, die Haut zum Schimmern und bewirkt eine unwiderstehliche Anziehungskraft.

Eine Fülle an Ojas können wir unmittelbar bei einem gesunden Baby oder Kleinkind wahrnehmen. Wir spüren seine Lebenslust und vitale Energie und erfreuen uns an seinem angenehmen Duft und der samtigen Weichheit der Haut. Dass kleine Kinder in uns fast unmittelbar zärtliche Gefühle und Wohlwollen hervorrufen können, haben sie ihrem angefüllten Ojas zu verdanken. Mit dem Heranwachsen kann sich Ojas reduzieren. Das hat oft ein Nachlassen der positiven und anziehenden Ausstrahlung zur Folge.

Ein Verlust von Ojas wird durch körperliche oder mentale Überanstrengung, Stress oder falsche Nahrung herbeigeführt und ist Ursache für Energiemangel, emotionale Unzufriedenheit sowie Krankheiten des Immun-, Nerven- und Fortpflanzungssystems. In der Schwangerschaft gibt die Frau mehr als die Hälfte ihrer Immunkraft und Lebensenergie an das Ungeborene ab und benötigt deshalb wirkungsvolle Aufbautherapien für ihr körperliches und emotionales Wohlbefinden. Kommt das Kind zu früh auf die Welt (vor der 35. Schwangerschaftswoche), konnte es das Ojas nicht vollständig aufnehmen. Das Neugeborene leidet dann unter einem Mangel an Widerstandsfähigkeit und Ausdauer.

Malas – die Abfallprodukte

Unter Mala versteht man die Abfallprodukte des menschlichen Körpers. Diese sind nicht nur essenzielle Produkte des Verdauungsprozesses und des Stoffwechsels, sondern auch Bestandteile, die beständig aus dem Körper ausgeschieden werden. So wie ein Feuer Asche und Rauch im Verbrennungsprozess bildet, so produziert unser Stoffwechsel natürliche Ausscheidungsprodukte. Dazu gehören die grobstofflichen (Sthula) wie Stuhl, Urin und Schweiß sowie die feinstofflichen Abfallprodukte (Sukama Mala oder Kleda), die der Körper über die Haut, Augen, Nase, Mund, Ohren und Geschlechtsorgane ausscheidet.

Als die wichtigste Ausscheidung werden die Exkremente (Purisha), der Urin (Mutra) und der Schweiß (Sweda) angesehen. Diese genießen in der ayurvedischen Heilkunde und Diagnostik eine große Aufmerksamkeit, da die Gesundheit von der richtigen Eliminierung der Abfallprodukte abhängt. Bereits in der ersten Diagnose befragt der Ayurvedaarzt seinen Patienten sehr detailliert über seine Ausscheidungsprodukte, deren Farbe, Geruch und Häufigkeit und beschnuppert seinen Urin und seinen Schweiß.

Auch die Ayurveda-Kinderheilkunde legt großen Wert auf eine gute Verdauung und angemessene Konsistenz der Ausscheidung. Der Urin und der Stuhl eines gesunden Kindes werden als wohlriechend beschrieben. Durchfall oder Verstopfung müssen sofort durch eine spezielle Diät behandelt werden. Die Beherrschung des Schließmuskels und der Blase gehören zu den schwierigsten körperlichen Aufgaben des Kleinkinds. Die tägliche Beachtung der Ausscheidungen schult das Körperbewusstsein.

Ein weiteres Abfallprodukt ist Ama. Ama heißt wörtlich »nicht gekocht« und bedeutet, dass Teile der Nahrung nicht ausreichend verdaut wurden und nun als unverstoffwechselbarer Schlackenstoff den Organismus toxisch belasten.

Ama ist eine übel riechende, klebrige und schwere Substanz, die unseren Körper maßgeblich belastet und vergiftet. Wenn unser Stoffwechsel zu schwach ist, um die eingenommene Nahrung vollständig zu verdauen, oder wenn wir unreine und nicht zu verwertende Nahrungsmittel einnehmen, entsteht Ama. Dies ist mit einer Feuerstelle vergleichbar, an der zu viel unverbranntes Holz liegen bleibt. Viele Krankheiten entstehen, weil wir unseren Körper selbst vergiften, so sind zum Beispiel Rheuma, Akne oder Darmpilze typische Amaerkrankungen, die durch eine Optimierung des Stoffwechsels und Ausscheidung der Abfallprodukte wirkungsvoll behandelt werden können.

Im Kindesalter entsteht Ama vor allem durch Nahrungsmittelunverträglichkeiten. Wenn falsche oder schwer verdauliche Nahrungsmittel den frühkindlichen Organismus überlasten, reagiert der Körper unmittelbar mit Verdauungs- und Stoffwechselstörungen, die sich in schmierigem und übel riechendem Stuhl widerspiegeln. Auch Unruhe, Blähungen und Erbrechen können die Folge sein. Eine Diät kann direkte Linderung bringen.

Srotas – die Körperkanäle

Die Räume, in denen Substanzen transportiert oder ausgetauscht werden können, heißen im Ayurveda Srotas. Diese können sehr grob, sehr schmal oder von veränderlicher Form sein. Dazu zählen alle Gefäße, Hohlräume, tubulären Strukturen sowie alle extra- und intrazellulären Räume. Besonders bedeutsam sind dreizehn Typen. Sieben davon sind für den Transport der einzelnen Gewebe (Dhatus) oder ihrer Grundpartikel im Stadium der Umwandlung verantwortlich. Weitere drei bilden die Transporträume für die Formung und Ausscheidung der Abfallstoffe (der drei Malas). Die letzten drei sorgen für den Transport von Prana (Atemgase und Energie), Anna (Nahrungsbestandteile) und Udaka (Wasser und andere Flüssigkeiten).

In einem gesunden Körper können die Körpersäfte ungehindert durch die Srotas fließen und sich gleichmäßig an den gewünschten Stellen verteilen.

Sind die Srotas blockiert, können vielfältige Störungen auftretenwie Wasseransammlungen, Lymphstauungen oder Verstopfungen. Ebenso können viele Krankheiten durch die Ansammlung in den Srotas verstärkt werden. Aus diesem Grund ist die Öffnung und Befreiung der Srotas ein wichtiger Teil der Ayurvedatherapie, die auch in der Kinderheilkunde zur Behandlung von Erkältungs- und Verdauungskrankheiten, asthmatischen Beschwerden und Allergien im Mittelpunkt der Aufmerksamkeit steht. Spezielle Ernährungsempfehlungen, Massagetechniken und Wärmebehandlungen dienen unter anderem dem Zweck, die Srotas zu öffnen und von Blockaden zu befreien. Damit wird die Zirkulation der Körpersäfte angeregt und die Voraussetzung für eine sanfte Reinigung geschaffen.

Agni – das Verdauungsfeuer

Agni lässt sich mit »Verdauungsfeuer« übersetzen. Es wird von Pitta produziert und hat seinen Hauptsitz im Oberbauch. Als »Lebensfeuer« ist es jedoch auch in jeder Zelle vorhanden. Dieses Feuer ist für alle Lebensfunktionen unentbehrlich. Es ist eines der wichtigsten Wirkungsprinzipien in unserem Körper, das die Nahrungsbestandteile in die strukturellen Bestandteile des Körpers umwandelt. Damit gibt es dem Körper seine Wärme und hilft, aufgenommene Speisen aufzuschließen und Krankheitserreger zu verbrennen. Agni hat eine zentrale Bedeutung für alle Stoffwechsel- und Lebensprozesse, was oft erst dann auffällt, wenn es aus dem Gleichgewicht gebracht ist. Seine Eigenschaften sind: heiß, trocken, leicht, klar, wohlriechend und rein.

Jedes Kind verfügt mit Agni über einen ganz individuellen Stoffwechsel. Entsprechend seiner Konstitution und Lebensweise können die Funktionen von Agni unterschiedlich ausgeprägt sein und eine individuell abgestimmte Ernährungsform benötigen. So haben einige Kinder von Natur aus einen sehr guten Appetit, andere sind äußerst wählerisch. Einige Kinder können essen so viel sie wollen und wirken trotzdem schmächtig, andere hingegen sind kräftig gebaut, und die Eltern müssen stets besorgt sein, dass ihr Kind nicht zu dick wird.

Das Wissen um die unterschiedlichen Ausprägungen des Stoffwechsels ist wichtig, um jedem Kind in seiner Ernährung gerecht zu werden. Gerade in der heutigen Zeit, in der häufig bereits Zehnjährige mit ihrer ersten Schlankheitskur beginnen, ist es unerlässlich, Kindern und Eltern ein Verständnis für die individuellen Ausprägungen und Veränderungen des Stoffwechsels zu vermitteln. Gerade in den ersten Jahren der Kindheit herrscht oft ein weniger ausgeprägtes Agni vor, durch das der Gewebeaufbau vermehrt ist. Spätestens mit dem Eintreten der Pubertät wird die Brennkraft von Agni stärker, sodass auch der bis dahin erhalten gebliebene »Babyspeck« natürlicherweise verbrannt wird.

Individuelle Formen von Agni:

Samagni:	normales oder optimales Verdauungsfeuer bei harmonischen Doshas
Mandagni:	schwaches Verdauungsfeuer, hervorgerufen durch Kapha
Tikshagni:	starkes Verdauungsfeuer, hervorgerufen durch Pitta
Vishamagni:	unregelmäßiges Verdauungsfeuer, hervorgerufen durch Vata

Doshas – die drei Funktionsprinzipien

Die Doshas sind die wichtigsten Faktoren der ayurvedischen Lehre überhaupt. Die als »Funktionsprinzipien« übersetzten Bioenergien lassen sich als Prinzipien definieren, die in der Lage sind, bestimmte Eigenschaften und Funktionen im Körper hervorzurufen. Entsprechend ihrer Ausprägung und Zusammensetzung werden von Kindheit an die körperlichen und psychischen Anlagen geprägt und zu einer individuellen, der eigenen Konstitution entsprechenden Form zum Ausdruck gebracht.

Bei den Doshas handelt es sich um dynamische Kräfte, die alle physiologischen und pathologischen Prozesse im Körper steuern und für die positiven und negativen Veränderungen in unserer körperlichen Erscheinung, der emotionalen Ausdrucksfähigkeit sowie für die gesundheitlichen Störungen verantwortlich sind. Jedes Dosha hat einen bestimmten Bereich im Körper, in dem es sich vorwiegend manifestiert und der bei einer Störung zuerst beeinträchtigt wird.

Die Doshas bilden sich aus den fünf Elementen und stellen deren menschliche Manifestation dar. So setzen sich die drei Doshas Vata, Pitta und Kapha aus den fünf Elementen zusammen, und daraus leiten sich ihre Eigenschaften und Funktionsprinzipien ab:

Vata heißt übersetzt so viel wie »Wind« und bildet sich aus Luft und Äther. Es symbolisiert das Bewegungsprinzip in unserem Körper. Zu den wichtigen Vata-Funktionen gehören die zum Leben notwendigen Bewegungen des Atems, des Herzens und der Verdauung. Das Nervensystem und die feinstofflichen Körperaspekte wie Chakren, Marmas oder Nadis (Energiebahnen) sind die wichtigsten Organe von Vata.

Pitta heißt übersetzt »Galle« und entsteht aus dem Element Feuer mit einem kleinen Wasseranteil. Pitta steht für das Umsetzungsprinzip auf der körperlichen und geistigen Ebene. So ist es verantwortlich für alle Stoffwechsel- und Verdauungsvorgänge sowie für die Intelligenz und die geistigen Fähigkeiten des Menschen.

Kapha wird als »Schleim« übersetzt und steht für das Prinzip der Stabilität im Organismus. Es bildet sich aus Wasser und Erde und schenkt dem Körper Ruhe, Ausdauer und Immunkraft.

Die Doshas kommunizieren zwischen dem Körper und dem Geist. Sie bewirken einen direkten Kontakt und Austausch zwischen dem körperlichen und dem geistigen Prinzip in uns und dienen als Kommunikationsinstrument und Übersetzer zwischen dem grobstofflichen Körper und dem feinstofflichen Geist.

Von Geburt an verfügt jeder Mensch über eine individuelle Zusammensetzung der drei Doshas, aus der seine Konstitution und Persönlichkeit hervorgeht (siehe auch Seite 22ff.). Diese prägt seine körperliche Erscheinung, Verhaltensformen und Krankheitsanfälligkeiten.

Befindet sich das ursprüngliche Dosha-Gefüge in seinem harmonischen Gleichgewicht und Normalzustand, so ist der Mensch gesund, widerstandsfähig und glücklich. Sind die Doshas jedoch gestört, so ist dies Ursache von physischen und psychischen Beschwerden aller Art.

Vata – das Bewegungsprinzip

Vata ist das »kinetische Prinzip« im Körper und für jede Form von Bewegung verantwortlich. Der Begriff Vata stammt aus dem Sanskrit und leitet sich von der Verbalwurzel »va« ab, die für »sich bewegen« steht.

Die Eigenschaften von Vata sind Leichtigkeit, Trockenheit, Rauhigkeit, Nichtschleimigkeit, Kälte, Beweglichkeit und Feinheit. Diese Eigenschaften werden von Vata im Körper hervorgerufen und, wenn nötig, aufrechterhalten.

Die genannten Vata-Eigenschaften finden sich auch in den Funktionen wieder, die Vata im Körper ausführt. Diese sind Atmung, Bewegung, Kreisläufe, Ausscheidungen, Sinneswahrnehmung (Übermittlung von Sinnesimpulsen), Sprachbildung, Embryoentwicklung und ähnliche Funktionen, bei denen der Aspekt der »Bewegung« im Vordergrund steht.

Ist Vata jedoch gestört (das heißt »erhöht«), produziert es die Eigenschaften im Übermaß, die sich dann durch typische Vata-Störungen wie beispielsweise trockene Haut, Schlafstörungen, Nervosität oder Beschwerden im Bewegungsapparat äußern.

Obwohl Vata im gesamten Körper zu finden ist, gibt es Regionen, in denen sich seine Aktivität besonders zeigt, wie zum Beispiel im Dickdarm und im unteren Rücken. Diese Regionen nennt man Vata-Sitze.

Die fünf wichtigen Unterarten von Vata, die seinen Sitz und seine Funktionen beschreiben:

- **Prana** wirkt hauptsächlich im Bereich zwischen Kehlkopf und Zwerchfell und steuert die Atmungstätigkeit, den Schluckvorgang und unterhält den Herzschlag.
- **Udana** (»nach oben gerichtet«) wirkt vom Kehlkopf an aufwärts und steuert die Energie der Sinnesorgane. Es ermöglicht die Sinneswahrnehmung und trägt das Bewusstsein, das Gedächtnis und den Intellekt und regelt die Ausdruckshandlungen.
- **Samana** (»ausgeglichen«) befindet sich zwischen Herz und Nabel. Die Kräfte des Körpers und die der aufgenommenen Getränke und Speisen werden hier in ein Gleichgewicht gebracht. Samana hat somit eine zentrale Funktion bei der Verdauung und spaltet Nahrung in brauchbare und unbrauchbare Anteile auf.
- **Apana** (»nach unten gerichtet«) befindet sich vom Nabel an abwärts und bewirkt alle Ausscheidungsvorgänge wie Luftabgang, Harn- und Stuhlausscheidung, Samenerguss, Menstruation und Geburt.
- **Vyana** (»verteilt«) ist, wie die Übersetzung schon andeutet, über den ganzen Körper verteilt und ermöglicht die Muskeltätigkeit, steuert den Kreislauf und den Blutdruck sowie die Betätigung der Augenlider und das Gähnen.

Pitta – das Umsetzungsprinzip

Pitta ist das »thermische Prinzip« und für alle Umwandlungsprozesse im Körper verantwortlich. Die Bezeichnung steht in enger Beziehung zu dem Sanskrit-Begriff »tapas«, der »Hitze« bedeutet. Die Eigenschaften von Pitta sind flüssig, scharf, sauer, etwas ölig, beweglich wie eine Flüssigkeit (fließend), scharfer Geschmack und penetrierend. Wenn sich Pitta im Normalzustand befindet, ruft es diese Eigenschaften im Körper hervor und erhält sie aufrecht. Ist Pitta jedoch gestört, prägen sie sich in einem Übermaß aus und Krankheiten entstehen, bei denen diese Eigenschaften die Hauptsymptome bilden, wie wir es zum Beispiel bei Hautkrankheiten, emotionaler Reizbarkeit oder Gastritis beobachten können. Hier führt das Übermaß an Feuer zu brennender, geröteter Haut, Übersäuerung im Verdauungstrakt oder angesammelte Hitze und Überlastung im Kopf.

In seinen gesunden Funktionen ist Pitta für Nahrungsaufspaltung, Abbaustoffwechsel, Energiegewinnung, Temperaturregulation, Tapferkeit, Zorn, Hunger, Durst und Intelligenz verantwortlich. Pitta ist hauptsächlich im Magen, im Dünndarm und in der Bauchregion um den Nabel aktiv.

Die fünf wichtigen Unterarten von Pitta, die seinen Sitz und seine Funktionen beschreiben:

- **Pachaka** sitzt im Oberbauch und im Dünndarm und stellt den Hauptteil der Verdauungskraft des Pitta. Es verdaut und spaltet die Nahrung in Nähr- und Schlackenstoffe und unterstützt die anderen Pitta-Unterarten.
- **Ranjaka:** Dieses Pitta ist grellrot, und seine Aufgabe ist es, dem Verdauungsbrei (Rasa) die rote Farbe zu geben, also Nährstoffe ins Blut zu überführen und die Zusammensetzung des Blutes und die Entstehung der roten Blutkörperchen zu steuern. Ranjaka hat seinen Sitz hauptsächlich in der Leber und der Milz.
- **Sadhaka** (»erfüllend«, »voll füllend«) befindet sich im Herzen und vertreibt Kapha/Tamas daraus. Es hilft dabei, religiöse Tugenden und Sehnsüchte zu erfüllen und erzeugt Zufriedenheit, kann aber auch Ego-Strukturen reifen lassen.
- **Alocaka** (alocana = Wahrnehmung, Sehen) befindet sich im Auge, hält das Sehvermögen aufrecht und ermöglicht den Ausdruck von Gefühlen mit den Augen.
- **Bhrajaka** (»leuchten«, »scheinen«) wirkt durch die Haut. Es hilft Öle, Cremes und andere auf die Haut aufgetragene Substanzen aufzunehmen und macht die »gesunde« Hautfarbe, den Teint. Es vermittelt außerdem die »Ausstrahlung« einer Person, das Leuchten der Aura.

Kapha – das Stabilitätsprinzip

Das »Stabilitäts-Prinzip« des Körpers wird im Ayurveda »Kapha« genannt. Der Begriff beinhaltet die Silbe »ka« – eine der vielen Bezeichnungen im Sanskrit für »Wasser«. »Clema«, ein Synonym für den Begriff »Kapha«, geht auf die Sanskritwurzel »cli«, zurück, was so viel wie »Umarmung« bedeutet. Die Eigenschaften von Kapha sind ölig,

Dosha	Elemente	Funktion	zugeordnete Organe und Körpersysteme	Eigenschaften
Vata	Äther/Luft	Bewegung	Nerven- und Bewegungssystem, feinstoffliche Körperstrukturen	trocken, kalt, flink, leicht, hart, rauh, klar
Pitta	Feuer/Wasser	Umsetzung, Transformation	Verdauungs- und Hormonsystem, Stoffwechsel, Intelligenz	heiß, beweglich, flüssig, leicht ölig, sauer, scharf
Kapha	Wasser/Erde	Stabilität	Immun- und Lymphsystem	ölig, kalt, feucht, unbeweglich, schwer, weich, süß, schleimig

kühl, schwer, süß, stabil, schleimig oder klebrig und weich. Befindet sich Kapha in einem Normalzustand, so produziert es diese Eigenschaften und hält sie – wo nötig – aufrecht. Es schenkt dem Körper Stärke und Struktur und bildet die Grundlage für ein starkes Immunsystem und aktives Lymphsystem. Ist Kapha jedoch gestört, so entstehen die Eigenschaften im Übermaß, was zu schwerwiegenden Erkrankungen wie Diabetes oder Tumorbildungen führen kann. In leichteren Fällen kann eine Ansammlung von Kapha Übergewicht, Antriebslosigkeit oder Verschleimung im Brust- und Kopfbereich bewirken.

Kapha steuert den Aufbaustoffwechsel, verleiht dem Körper Kraft, Potenz, Stabilität, Widerstandskraft und Zufriedenheit, nährt ihn und schmiert die Gelenke. Kapha sitzt im gesamten Brustraum, im Rachen, im Kopf, in den Gelenken und im oberen Abschnitt des Magens.

Die fünf wichtigen Unterarten von Kapha, die seinen Sitz und seine Funktionen beschreiben:

- **Avalambaka** (»unterstützen«) befindet sich im Brustraum, hält diesen und die Lungen kräftig und in Form und unterstützt alle anderen Kaphas im Körper.
- **Kledaka** (»breiig«) sitzt im oberen Magen und verstärkt die wässrigen Kräfte im ganzen Körper. Es hält die Magenschleimhaut feucht und hilft bei der Verdauung durch Anfeuchten und Trennen der Speisebestandteile. Oft manifestiert sich ein Übergewicht von Kapha zuerst hier.
- **Bodhaka** (»schmecken«) befindet sich in Zunge und Rachen und vermittelt die Geschmackswahrnehmung. Wenn Bodhaka geschwächt ist, ist die Aufnahmekontrolle gestört, was leicht typische Kapha-Krankheiten wie Fettleibigkeit, Allergien oder Diabetes zur Folge hat.
- **Tarpaka** (»nährend«) findet sich im Kopf. Es unterstützt die Funktion der Sinnesorgane und hält sie feucht (auch die Nebenhöhlen) und gibt Augen, Ohren und Nase eine schöne Form.
- **Slesaka** (»zusammenhaften«) befindet sich in den Gelenken und hält sie zusammen, schmiert sie und schützt sie vor Überlastung.

Das Kind aus ayurvedischer Sicht

In der Kindheit offenbart sich die unverfälschte Natur des Menschen. Wie in einem rohen Diamanten schlummern Licht, Liebe, Schönheit und Reichtum in dem noch nicht entwickelten Wesen. Wer schon einmal ein Neugeborenes in den Armen gehalten hat, der weiß, welch unwiderstehlicher Zauber von diesem kleinen, zerknautschten Wesen ausgeht: Babys sprechen unsere tiefsten Emotionen an und verfügen über erstaunliche Fähigkeiten. Rein körperlich erscheinen sie vollkommen hilflos, und doch durchflutet ihre energetische Präsenz die gesamte Atmosphäre und bestimmt das Leben der Eltern.

Mit der Zeugung und während der pränatalen Entwicklung manifestiert sich die körperliche, geistige und seelische Essenz beider Elternteile in einem neuen Menschen. Die genetische Veranlagung und die frühkindlichen Prägungen entscheiden über die individuelle Entwicklung und spätere Lebensgestaltung des Kindes. So wie jedes Tier, jede Pflanze und jedes Mineral über ganz besondere Eigenschaften verfügt, so ist auch jeder Mensch ein einzigartiges Wesen, das es kein zweites Mal auf dieser Welt gibt. Diese ursprüngliche Natur eines Menschen in seiner körperlichen, geistigen und seelischen Qualität zu erkennen, ist die Kunst der ayurvedischen Konstitutionsbestimmung und Diagnose, die jeder Ayurvedatherapie zugrunde liegt.

Jedes Kind ist einzigartig

Ayurveda betrachtet jedes Kind als einzigartiges Individuum, das sich mit seinen vielfältigen Eigenarten aus den fünf Elementen zusammensetzt. Die fünf Elemente manifestieren sich in den drei Doshas, und diese bilden die Konstitution. So besteht aus ayurvedischer Sicht jedes Wesen aus einer einzigartigen Mischung aus Vata, Pitta und Kapha. Je nach Ausprägung der einzelnen Doshas wird die persönliche Konstitution mit ihren körperlichen und psychischen Eigenarten bereits vom ersten Lebenstag an gebildet.

Die ersten fünf Lebensjahre geben die beste Auskunft über die unverfälschte Grundkonstitution des Menschen, in der sich die unveränderlichen Anlagen (Prakriti) ausdrücken. Verändert sich das hier gebildete Verhältnis der drei Doshas, so entstehen aus dem Ungleichgewicht der Konstitution veränderliche Symptombilder und Beschwerden (Vikriti).

Durch die konstitutionsgerechte Betrachtungsweise des Kindes und des späteren Erwachsenen offenbart sich der holistische Ansatz der ayurvedischen Heilkunst: In der ausführlichen Konstitutionsbestimmung und Diagnose werden die körperlichen und mentalen Anlagen sowie die Anfälligkeit für bestimmte Krankheiten und Befindlichkeitsstörungen auf differenzierte Weise betrachtet.

Je nach dem, wie die körperliche und psychische Konstitution des Kindes beschaffen ist, werden die allgemeine Ernährungs- und Lebensweise, aber auch die speziellen Therapiemethoden und Behandlungsverfahren darauf abgestimmt. Entsprechend der konstitutionellen Anlagen können Medikamente und gesundheitsfördernde Empfehlungen typgerecht ausgewählt werden. Außerdem verhilft die richtige Einschätzung der individuellen Natur die kindlichen Stärken und Schwächen bereits im Vorfeld zu erkennen und durch geeignete Maßnahmen in der Erziehung und Lebensgestaltung zu fördern und gegebenenfalls auszugleichen.

Leider ist es nicht so einfach, die Konstitution eines Kindes zu bestimmen. Viele Faktoren beeinflussen die typgerechte Ausprägung des Menschen. Zu seinen unzähligen Facetten können zusätzlich individuelle Veränderungen und Störungen den momentanen Eindruck der Dosha-Ausprägung verfälschen. Gelingt es jedoch, das Kind in seiner wahren Natur zu erkennen und konstitutionsgerecht zuzuordnen, so dient dies als Fundament für die gesamte Lebensausrichtung. Speziell in den ersten Lebensjahren offenbart sich die Grundkonstitution (Prakriti) des Menschen. Eine genaue Beobachtung und positive Förderung der nun zu Tage tretenden Eigenschaften schaffen eine wichtige Grundlage für ein gesundes Wachstum und eine ganzheitliche Persönlichkeitsentwicklung.

Ayurveda ordnet der Grundkonstitution (Prakriti) des Menschen eine sehr große Bedeutung zu, denn sie ist der Ausgangspunkt unseres Lebens. Sobald nach der geschlechtlichen Vereinigung der Samen des Mannes das Ei der Frau befruchtet, bestimmt das zu diesem Zeitpunkt bestehende Verhältnis in der Zusammensetzung der anwesenden fünf Elemente und drei Doshas die pränatale Konstitutionsbildung des Kindes.

Das nun entstehende Verhältnis der Doshas entscheidet über das Aussehen, die Charaktereigenschaften, die Vorlieben und die Abneigungen im späteren Leben. Da diese Anlagen mit der Zeugung auf genetischer und biologischer Ebene festgelegt werden, spielen dabei die körperliche und psychische Verfassung der Eltern, die Jahreszeit und der Ort eine große Rolle. Falls vor der Empfängnis die Eltern unter Störungen oder Unausgeglichenheit auf körperlicher oder mentaler Ebene leiden, werden sich diese in der Grundkonstitution des Kindes nach dessen Geburt widerspiegeln. Um während der Schwangerschaft nicht unter Übelkeit, Wasseransammlungen, Krampfadern zu leiden, die Anzeichen für toxische Ablagerungen sind, empfiehlt es sich, diese besser vor der Empfängnis mit einer sanften Reinigungskur auszuleiten.

In der Gebärmutter wird die Konstitution des Embryos weiter gefestigt. Das Verhalten der Mutter während der Schwangerschaft hat einen großen Einfluss auf das Leben und die Konstitution des ungeborenen Kindes. Manche Ayurvedaärzte sprechen davon, dass die Zeit im Mutterleib bis zu 80 Prozent die Konstitutionsprägung bestimmt.

Wichtige Faktoren für eine gesunde Konstitutionsbildung vor der Geburt (Garbhaj Prakriti)

1. Der Zustand der Gebärmutter
Die Gebärmutter beherbergt das Kind neun Monate lang und sollte deshalb gesund und frei von Dosha-Störungen sein.

2. Ernährung und Lebensweise der Mutter
In der Schwangerschaft beeinflussen sowohl die Ess- und Lebensgewohnheiten als auch der Gemütszustand der Mutter die Konstitutionsbildung des Kindes in sehr starkem Maße. Falsche Ernährungs- und Verhaltensweisen sowie starke psychische Belastungen in der Schwangerschaft führen zu bleibenden Schwachpunkten der Konstitutionsausprägung.

3. Seelisch-geistige Komponenten
Der Ayurveda geht davon aus, dass die Manifestierung der individuellen Natur ein Abbild und eine Hülle für die eigene spirituelle Natur, das persönliche Schicksal und das übergeordnete Lebensziel ist.

Wichtige Faktoren für eine gesunde Konstitutionsbildung nach der Geburt (Jathaj Prakriti)

1. Die Lebensweise der Eltern (Jati)
Entsprechend der täglichen Lebensweise (zum Beispiel Sport, Ernährung) und den Belastungsfaktoren (Stress, Bewegungsmangel) wird sich die Konstitution und physische Belastbarkeit weiter ausprägen.

2. Familientraditionen und erbliche Faktoren (Kula)
Bestehen traditionelle Berufsbilder und Lebensmodelle in einer Familie, so hat auch dies einen großen Einfluss auf die grundlegende Persönlichkeitsbildung des Kindes.

3. Rassenfaktoren und klimatische Bedingungen (Deshanupatini)
Verschiedenartige Länder und Klimabedingungen beeinflussen durch ihre ortsbedingten Faktoren die verschiedenartige Prakriti.

4. Jahreszeiten und saisonale Faktoren (Kala)
Je nachdem ob ein Kind im Winter oder Sommer geboren wurde, weist seine Prakriti spezielle Eigenschaften seiner ersten Jahreszeit auf.

5. Altersfaktoren (Vaya)
Die Konstitution eines Menschen verändert sich auch langsam entsprechend dem Alter und der vorherrschenden Lebensphase.

Vom Baby zum jungen Erwachsenen – Lebensphasen und Zyklen

Entsprechend dem Lebensalter zeigt die individuelle Konstitution des Menschen unterschiedliche Phasen, in der die ihr innewohnenden Potenziale freigesetzt werden und sich entwickeln können. Unabhängig vom Konstitutionstyp sind die Doshas dem Alter und dem Geschlecht entsprechend unterschiedlich stark ausgeprägt. Damit hat jede Lebensphase eine spezielle Dosha-Qualität, in der auch die Anfälligkeit für doshatypische Beschwerden wächst.

Innerhalb der drei großen Lebensphasen Kindheit, Lebensmitte und Alter zeigen sich die ayurvedischen Dosha-Zyklen in ihrem körperlichen und geistigen Ausdruck. So erscheint die Konstitution je nach Lebensalter unter Vorherrschaft des nun führenden Doshas. Um ein vollständiges Bild der wahren Persönlichkeit zu erhalten, sollte dies in die Konstitutionsbestimmung mit einfließen.

In der Kindheit ist das **Kapha-Dosha** besonders ausgeprägt. Das Kind hat eine gute körperliche Substanz und verfügt über ausreichende Reserven, um zu wachsen und zu reifen. Bei Kleinkindern können wir das Kinder-Kapha in Form von Babyspeck, den großen Augen, der feuchten Haut und der Neigung zu Erkältungserkrankungen sehr deutlich erkennen. Die körperlichen Kapha-Anteile der frühen Lebensjahre schenken Stabilität, Immunkraft und Schutz für die individuelle Entwicklung von Körper und Geist. Auch auf der emotionalen Ebene wirkt sich das Kapha positiv aus, da es die innere Zufriedenheit, Zuversicht und Kompensationsfähigkeit fördert.

Spätestens ab dem neunten Lebensjahr steigt das Pitta an und wird nach dem Kapha das zweitstärkste Dosha. Das Kind streckt sich, nimmt sich und seine Umwelt auf neue Weise wahr und sucht seinen selbstständigen und anerkannten Platz im sozialen Gefüge von Familie und Gesellschaft. Die intellektuellen Pitta-Fähigkeiten nehmen immer mehr Raum ein und unterstützen den Lern- und Erfahrungsprozess der ersten Schuljahre. Je älter das Kind wird, umso stärker werden die Feuer-Elemente, und ab der Pubertät ist der natürliche Pitta-Anteil mindestens so dominant wie das Kapha. Von diesem Zeitpunkt an baut sich das Kapha der Kindheit ab. Damit beginnt aus ayurvedischer Sicht bereits der erste Alterungsprozess. Ab dem 25. Lebensjahr benötigt der Organismus immer dringender von außen zugeführte Vitalstoffe für seine Erneuerung. Auch die inneren Reserveenergien und Immunkräfte sind auf die Unterstützung durch eine gesunde Ernährungs- und Lebensweise angewiesen.

In der folgenden, zweiten großen Lebensphase zwischen dem 20. und dem 40. Lebensjahr ist das **Pitta-Dosha** die stärkste Kraft und schenkt Dynamik, Entschlossenheit und Erfolgswillen für alle privaten und beruflichen Unternehmungen. Hat die Pitta-Sonne ihren Zenit erreicht, so steigt nach dem 40. Lebensjahr das Vata beständig an. Die vermehrte Vata-Dominanz macht den Körper und die Psyche feinfühliger, schwächt andererseits aber die Ausdauer sowie die Immun- und Leistungskraft. Psychosomatische und vegetative Störungen, Ängste und Sorgen können nun unter dem Einfluss von Vata zunehmen. Mit den Wechseljahren der Frau (oder des Mannes) erobert das Vata-Dosha die Vorherrschaft und läutet die dritte Lebensphase ein. Nun werden die Vata-Eigenschaften wie Trockenheit, Kälte, Unruhe und Labilität beständig mehr und können durch ayurvedische Rasayanas (Verjüngungstherapien wie Ölmassagen, spezielle Nahrungsmittel, Kräuter oder Entspannungsübungen) ausgeglichen werden.

Die Kinderheilkunde des Ayurveda berücksichtigt die Lebenszyklen und Dosha-Ausprägungen, indem sie alle Behandlungsformen und Empfehlungen auf die kaphadominante Lebensphase der Kindheit abstimmt. Selbstverständlich heißt dies nicht, dass alle Kinder eine Kapha-Konstitution haben, sondern lediglich, dass unabhängig von der individuellen Konstitution das Kapha in den ersten Lebensjahren immer stärker betont sein wird. So können fettleibige Kinder mit deutlichem Kapha-Überschuss häufig ab dem neunten Lebensjahr ohne spezielle Therapien ihr Gewicht normalisieren und das Kapha auf natürliche Weise abbauen. Andererseits ist es bedenklich, wenn Kinder bereits in der kaphadominanten Lebensphase unter auffälligen Vata- oder Pitta-Störungen leiden. Werden diese nicht behandelt, entwickeln sich diese unweigerlich weiter, wenn sich Pitta oder Vata in den späteren Lebensphasen verstärken. Krankheiten bei Kleinkindern weisen häufig stärkere Kapha-Symptome auf, wie starke Schleimbildung, Müdigkeit und Lymphschwellungen, als bei älteren Kindern, die eher zu Pitta-Reaktionen neigen.

Alter	Dosha-Dominanz	Auswirkungen
0–10 Jahre, Kindheit	Kapha	In den ersten Lebensjahren verfügt der Organismus über ein Optimum an Vital- und Immunkraft.
9–12 Jahre	Kapha, Pitta steigt an	Der Körper streckt sich, wird athletischer und benötigt viel Bewegung.
12–16 Jahre (Pubertät)	Kapha/Pitta	Während der Pubertät hat das Pitta einen Höhepunkt erreicht. Dies zeigt sich häufig in übermäßiger Hitze auf körperlicher und psychischer Ebene.
20–40 Jahre, Lebensmitte	Pitta, Kapha wird abgebaut	Höhepunkt der Pitta-Kraft ist zwischen dem 34. und 38. Jahr. Während dieser sehr aktiven Lebensphase finden häufig elementare Lebensveränderungen statt.
40–50 Jahre	Pitta, Vata steigt an	Die Pitta-Kraft lässt nach, und das ansteigende Vata bringt häufig Erschöpfung, aber auch Kreativität und Leichtigkeit mit sich.
50–60 Jahre (Menopause)	Vata, Pitta wird abgebaut	Während der Wechseljahre übernimmt Vata die Führung, und überschüssiges Pitta wird abgebaut (zum Beispiel Hitzewallungen).
Ab 60 Jahre, Alter	Vata	Das Vata des Alters macht den Geist weit, offen und klar. Gleichzeitig wird der Körper empfindsamer und labiler.

Die Konstitution des Kindes erkennen

Wie bereits beschrieben, ist das Herzstück der ayurvedischen Betrachtungsweise und Heilkunde die individuelle Konstitutionslehre. Die Grundkonstitution kann von einem Dosha oder zweien oder von allen dominiert werden, die den Körper in seinem Aufbau und seiner Statur formen und einen großen Einfluss auf seine Funktionen und typentsprechenden Eigenarten haben. Da die Doshas bei jedem Kind in einem anderen Verhältnis zueinander vorliegen, entsteht bei jedem eine einzigartige, individuelle Konstitution.

Sprechen wir im Ayurveda von »Gesundheit«, so heißt dies immer, dass sich die eigene Dosha-Konstitution im dynamischen Gleichgewicht befindet. In diesem Sinne fühlt sich Gesundheit für jedes Kind auch ein wenig anders an. Je nachdem wie seine inneren Kräfte verteilt sind, ist für einige ein eher beständiger und ruhiger Körper- und Lebenszustand äußerst wohltuend, während andere mehr Herausforderungen, Abwechslung und Bewegung brauchen, um sich innerlich und äußerlich im Gleichgewicht zu befinden. Entsprechend den Tages- und Jahreszeiten hat jedes Kind typgerechte Lieblingsphasen, in denen es sich, durch die äußeren und klimatischen Bedingungen, entsprechend seiner Konstitution besonders ausgeglichen fühlt. Andererseits sind immer die Jahreszeiten besonders einladend für Krankheiten, an denen das stärkste Dosha der Konstitutionsausprägung noch zusätzlich erhöht wird.

Grundsätzlich wird im Ayurveda jedes Kind entsprechend seiner Konstitution betrachtet. Jede Dosha-Ausprägung ist einzigartig und bedarf einer individuellen Förderung und Unterstützung, um das in ihm schlummernde Potenzial positiv zu entfalten: Ein Vata-Kind kann uns mit seiner zarten, feinfühligen Art und seinem künstlerischen Talent im Herzen tief berühren. Mit Pitta-Kindern haben wir jede Menge Spaß beim Sport und Spiel, und Kapha-Kinder bereichern unseren Alltag mit ihrer Selbstzufriedenheit und ihrem ruhevollen Temperament.

Je ausgeglichener eine Dosha-Konstellation ist, umso besser ist dies für eine gute Gesundheit und ein langes Leben. In der klassischen Ayurvedaliteratur wird eine Vata-Pitta-Kapha-Konstitution als ideal angesehen, denn hier sind alle biologischen Kräfte im harmonischen Verhältnis vorhanden. Einseitig ausgeprägte Konstitutionen neigen eher zu Krankheiten, da sie bereits von Natur aus eine bestimmte Dosha-Dominanz aufweisen, die durch leichtere Ursachen gestört werden kann. Ist von Natur aus bereits ein Dosha zu auffällig ausgeprägt, so genügen schon wenige Zusatzfaktoren, um es aus dem Gleichgewicht zu werfen. Das heißt, je gleichmäßiger die drei Doshas in der Grundkonstitution verteilt sind, umso besser: Alle Kräfte sind sehr ausgeglichen und der Körperbau und die Persönlichkeit sind mit allen Gaben der Natur gleichmäßig beschenkt. Um diese positiven Voraussetzungen einer ausgeglichenen Konstitution zu schaffen, legt die Ayurvedaheilkunde sehr großen Wert auf das Verhalten und die Gesundheit der Eltern während der Zeugung sowie die Ernährung während der Schwangerschaft.

Die einzelnen Konstitutionstypen

Aus den drei Doshas Vata, Pitta und Kapha können sich sieben verschiedene Konstitutionskonstellationen bilden. Je nachdem wie die Dosha-Kräfte verteilt sind, erzeugen sie bereits in der Kindheit sichtbare Körperstrukturen, angeborene Verhaltensmuster, Vorlieben und Abneigungen, Einstellungen, Denkweisen und Reaktionsweisen.

Bei den Konstitutionstypen, bei denen nur ein Dosha vorherrscht, sind diese Eigenschaften eindeutig zu erkennen und dem offensichtlich dominanten Dosha zuzuordnen. Mischen sich bei einem Konstitutionstyp allerdings zwei oder gar drei Doshas, so sind auch die einzelnen Eigenschaften und Körpermerkmale jeweils einem anderen Dosha zuzuordnen. So kann beispielsweise ein Vata-Kapha-Kind einen Kapha-Körperbau mit Vata-Gelenken, -Haaren und -Augen aufweisen. Das Verhalten ist ebenfalls von Vata geprägt, wo hingegen die allgemeinen Vorlieben beim Essen der Kapha-Persönlichkeit entsprechen. Die Haut hingegen zeigt deutliche Pitta-Anteile.

In solchen Fällen ist es nicht einfach, eine Konstitution in ihrer komplexen Vielseitigkeit zuzuordnen, da die Erscheinungen und Kombinationen der verschiedenen Dosha-Konstellationen unendlich sind. Sehr hilfreich ist es deshalb, die Eigenschaften und Qualitäten der einzelnen Doshas genau zu kennen, um diese wie bei einem Mosaik den verschiedenen Wesensanteilen des Kindes zuzuordnen.

In der indischen Ayurvedapraxis werden vor allem die körperlichen Eigenschaften der Doshas wie zum Beispiel die Größe, der Knochenbau, die Hautstruktur, die Augenform, die Fingernägel in der Konstitutionsbestimmung beachtet. In der westlichen Ayurvedapraxis liegt das Augenmerk aber mindestens ebenso stark auf der psychischen Qualität der Doshas. Da in unseren hiesigen Lebensumständen die geistige Beanspruchung und psychischen Ausdrucksformen ganz besonders ausgeprägt sind, kommen Faktoren wie etwa die Sprechweise, die emotionale Verfassung, Ängste oder Stressreaktionen ganz besonders zum Tragen, wenn man einen kindlichen Konstitutionstyp in seiner Ganzheitlichkeit erfassen möchte.

Die folgenden Konstitutionsbeschreibungen geben lediglich einen Eindruck von typischen Dosha-Merkmalen im kindlichen Wesen wieder. Sie haben keinen Anspruch auf Vollständigkeit oder Ausschließlichkeit. Alle Kinder haben immer alle drei Doshas in sich und drücken diese auf einzigartige Weise aus. Ist ein Dosha vorherrschend, so sprechen wir von einer Vata-, Pitta- oder Kapha-Konstitution, die sich auf folgende Weise ausdrücken kann:

Das Vata-Kind

Ist das Vata in einem Kind besonders ausgeprägt, so erscheint es uns am Anfang seines Lebens dem Himmel näher als der Erde: Der zarte, feingliedrige Körperbau und das sensible Gemüt sind durchdrungen von Licht und Liebe. Durch die starken Einflüsse von Äther und Luft wirkt das Baby zerbrechlich, schutzbedürftig, und wir möchten es von allen Außeneinflüssen fern halten. Sein Vata-Verdauungssystem reagiert empfindsam auf Unruhe, Stress oder schlechte Nahrung, indem es Blähungen oder Verstopfungen entwickelt. Auch der Schlaf ist unruhig und kann leicht gestört werden.

Mit dem Heranwachsen entwickelt das Kind eine erstaunliche Mobilität und Bewegungsfreude. Es ist immer in Aktion, reagiert auf die feinsten Reize und begegnet dem Leben voll kindlichem Staunen. Es liebt neue Beschäftigungsangebote und langweilt sich schnell. Schon in frühen Jahren entwickeln Vata-Kinder häufig einen ausgeprägten Sinn für Musik und künstlerische Talente: Sie singen, tanzen, malen, basteln oder musizieren mit Leidenschaft und vergessen in diesen Momenten alles um sich herum. Eine ausgeprägte Fantasie und spirituelle Offenheit lässt die Kinder in Geschichten und Märchen leben, mit Feen und Elfen spielen und die göttliche Gegenwart als selbstverständlich erleben.

Je stärker die Einflüsse der modernen Welt auf das Kind einströmen, wie Fernsehen, Radio, Computerspiele usw., umso empfindsamer und schutzloser reagiert es darauf mit Nervosität, Schlafstörungen und emotionalen Spannungen. Es ist wie ein Schwamm, der alle Impulse von außen aufsaugt und diese in sich verarbeitet. So kann die Einbindung in das soziale Leben bereits ab der Sandkiste mit inneren Spannungen, gesteigerten Aktivitäten und Fremdbestimmung verbunden sein.

Die ausgeprägte Kontaktfreude und schnelle Auffassungsgabe macht es Vata-Kindern leicht, sich im Kindergarten und der Schule zurechtzufinden, auch wenn sie manchmal etwas schüchtern sein können. Schwer fällt ihnen jedoch die Trennung von der Bezugsperson (Mutter) und die Selbstständigkeit, sodass sie am liebsten zu Hause bleiben möchten. Sie brauchen viel Geborgenheit, Zärtlichkeit und Zuwendung. Vata-Kinder benötigen eine sorgfältige Pflege, um nicht krank zu werden. Sie reagieren auf windiges und kaltes Wetter, unregelmäßige oder schlechte Ernährung und andere Krankheitsfaktoren mit großer Sensibilität und leiden häufig unter typischen Vata-Beschwerden wie Ohrenschmerzen, unruhigem Schlaf, Infektanfälligkeit, Kältegefühl oder Hyperaktivität.

Das Pitta-Kind

Kommt ein Pitta-Kind auf die Welt, so nimmt es mit seinem starken Wesen gleich viel Raum ein: Mit kraftvoller Stimme und unbeirrbarer Entschlossenheit fordert es seine Bedürfnisse ein. Und bekommt es einmal nicht sofort seinen Willen, so wird der kleine Körper von roter Färbung und Reaktion der Entrüstung gezeichnet.

Das Pitta-Kind hat von Anfang an einen starken Appetit, benötigt klare Strukturen und lenkt mit seinem Charme, seinem Witz und seiner Intelligenz viel Aufmerksamkeit auf sich. Es ist äußerst begabt in allen motorischen und technischen Dingen, lernt schnell und verfügt über einen scharfen Geist, der die Welt ergründen will. Mit seinem intelligenten Charisma und seinem strahlenden Charme fliegen ihm alle Herzen zu, und es weiß genau, wie es sein Lächeln zum eigenen Vorteil nutzen kann.

Je älter das Pitta-Kind wird, umso deutlicher kommt auch sein aufbrausendes und feuriges Wesen zum Ausdruck: Geht es nicht nach seinem Kopf, stehen einmal andere im Mittelpunkt oder gehört es nicht zu den Gewinnern, so reagiert es mit Wut, Aggression und Trotz. Pitta-Kinder sind außerordentlich ehrgeizig, wollen immer die besten sein und bringen große Leistungen im Sport oder in der Schule. Dies kann aber auch große Anspannung und Unzufriedenheit schaffen, die von mangelnder Sozialkompetenz, Egozentrik oder Ablehnung begleitet wird. Häufig überschätzen Pitta-Kinder auch ihre Grenzen, gehen hohe Risiken ein und erleiden deshalb mehr Unfälle und Niederlagen als andere Kinder.

In diesem Sinne können wir uns das Pitta-Temperament wie das eines feurigen Rassepferdes vorstellen, das einen guten Reiter und eine angemessene Umgebung benötigt, um seine Fähigkeiten und sein Gemüt auf harmonische Weise auszudrücken.

Körperlich gesehen, manifestieren sich die Pitta-Eigenschaften im Kind durch große Bewegungsfreude und Körperwärme, eine empfindsame und reizbare Haut, die Neigung zu Übersäuerung, Durchfall und Fieberschüben sowie eine starke Anfälligkeit zu Entzündungen. Pitta lässt alle körperlichen Reaktionen und Beschwerdenbilder immer auf exzessive Weise entstehen, verändert sie aber auch wieder schnell. So fiebern Pitta-Kinder schnell einmal auf 40 Grad hoch und am nächsten Tag ist die Temperatur fast wieder normal.

Das Kapha-Kind

Mit einem Kapha-Kind kehrt Ruhe, Selbstzufriedenheit und Rhythmus in das Leben der Eltern ein. Das Kapha-Baby ist ausgeglichen, isst und schläft gut, hat Freude an

Körperliche Konstitutionsmerkmale

	Vata	Pitta	Kapha
Körperbau	dünn, schwach entwickelt, feingliedrig, klein oder groß	mittlere Körpergröße, mäßig entwickelt	stämmig, klein oder groß, großgliedrig, gut entwickelt
Gewicht	geringes Gewicht, nimmt schwer zu	Idealgewicht mit guter Muskulatur	schwer, Tendenz zur Fettleibigkeit
Gesicht	klein, zerfurcht, hager, ausdruckslos	mittlere Größe, rötlich, eckig, scharfkantige Züge	große, runde, weiche Züge, blass
Haut	trocken, glanzlos, rauh, hervortretende Venen	leicht errötend, rotwangig, weich, ölig, Sommersprossen	feucht, dick, kühl, blass, Wasseransammlungen
Haare	spärlich, dünn, trocken, häufig Schuppen oder Haarausfall	mäßig, fein, weich, rötlich, frühzeitig ergraut	kräftig, reichlich, ölig
Hände	klein, kalt, rissig, schmale hervorstehende Gelenke	mittlere Größe, rosig, warm	kräftig, groß, fest, ölig, wenig Linien

Charakteristische Konstitutionsmerkmale

Körperkraft	schwach, geringe Ausdauer, gute Spontankraft	gute Körperkraft, leistungsstark	stark, ausdauernd, wenig Tatendrang, beginnt langsam
Aktivität	schnell, leichtsinnig, spontan, überaktiv, chaotisch	zielgerichtet, ehrgeizig, effizient, machtvoll	stetig, würdevoll, zuverlässig, unflexibel, phlegmatisch
Sprechweise	schnell, unstet, sprunghaft, unzusammenhängend	überzeugend, argumentativ, monologhaft	langsam, entschieden, wohlüberlegt
Verstand	geschwind, unentschlossen, anpassungsfähig, neugierig	intelligent, durchdringend, kritisch, zielgerichtet	gründlich, bedächtig, hält sich an grobe Prinzipien
Gedächtnis	schlechtes Langzeitgedächtnis	scharf, klar, erinnert sich gut an Verletzungen	gutes Langzeitgedächtnis, erinnert sich gut an Gefühle
Gefühle	spontan, ängstlich, furchtsam, nervös, launisch, empfindlich	leidenschaftlich, heftig, ärgerlich, streitsüchtig	ruhig, zufrieden, anhänglich, sentimental, schwermütig
Lebensweise	bewegt sich viel, reist und spielt gern, exzentrisch, überlastet	wettbewerbsorientiert, mag Sport und Politik, verträgt keine Hitze	bequem, eintönig, liebt schöne Dinge, Luxus, Komfort

Konstitutionsmerkmale der inneren Körperfunktionen

Immunsystem	schwach, schmerzempfindlich, chronische Leiden	mittelmäßig, anfällig für Infektionen, Entzündungen	verlässlich, stark
Krankheiten	Nervensystem, Knochen, Arthritis, geistige Störungen	Haut, Blut, fiebrige Krankheiten, Entzündungen	Atemwege, Lungen, Schleimbildung, Ödeme, Fettsucht
Stoffwechsel	schnell, resorbiert schlecht, unterzuckert leicht	schnell, stark, übersäuert leicht	schwach, langsame Resorption
Verdauung	unregelmäßig, Blähungen, neigt zu Verstopfung	gut, neigt zu Durchfall	regelmäßig, Neigung zu Verstopfung (Stuhl weich)
Ausscheidung	spärlich, trocken, schmerzhaft, dunkel	reichlich, brennend, gelbgrünlich, riechend	oft hell oder schleimig
Appetit	unterschiedlich, nicht vorhersehbar	stark, heftig, wenn hungrig: leicht ärgerlich, gereizt	gleichbleibend, regelmäßig, stetig
Geschmack	mag süßes, warmes, saftiges Essen, einfache Speisen	mag süßes, kräftiges, gewürztes Essen, bittere, rohe Speisen	mag süßes, gewürztes Essen, bittere, kräftige Speisen

den Blättern, die im Wind spielen und bezaubert mit seinem freundlichen Wesen die ganze Umgebung. Seine Gesundheit ist gut, das Immunsystem stabil, und es wächst und gedeiht mit jedem Tag.

Kapha-Kinder haben keine Eile in ihrer Entwicklung, sie lassen sich Zeit, um krabbeln und laufen beziehungsweise lesen und schreiben zu lernen. Es gibt keinen Stress für sie, das Leben auf schnellstmögliche Weise zu erobern. Im Gegenteil, Kapha-Kinder genießen den Augenblick, lassen sich gerne verwöhnen und sträuben sich gegen jede übermäßige Anstrengung auf mentaler und körperlicher Ebene.

Lieb gewonnene Gewohnheiten und bekannte Rituale in den Lebensabläufen werden auch von heranwachsenden Kindern beibehalten und weiterhin geschätzt. Dies bringt Struktur ins Leben, kann aber auch zu Trägheit, Unflexibilität und Faulheit führen. Das Kind bringt nicht die notwendige Energie für Veränderungen und Anstrengungen auf, wie es für eine erfolgreiche Verbesserung seiner schulischen oder sportlichen Leistungen erforderlich wäre. Statt sich anzustrengen, begnügt es sich lieber mit dem was es hat und genießt sein Leben mit Spielen, Süßigkeiten und vergnüglichen Ablenkungen.

Der Köper eines Kapha-Kindes ist kompakt und stabil. Es ist kräftig gebaut und kann auch etwas dicker sein. Häufig kommt es zu Verschleimungen im Kopf- und Brustbereich, zu verstopfter Nase, zu Müdigkeit und Antriebslosigkeit. In der Pubertät können sich typische »Verschlackungssymptome« wie faulig riechende Körperausdünstungen, eine schlechte Verdauung, fettige Haut und fettige Haare verstärken.

Kapha-Kinder wollen und brauchen genügend Freiraum und Ruhephasen für sich selbst. Ununterbrochen mit anderen Menschen zusammen zu sein, zu kommunizieren und etwas gemeinsam zu unternehmen, überlastet ihr friedliebendes Gemüt. Körperliche Bewegung und sportliche Aktivitäten tun ihnen zwar sehr gut, werden aber nicht aus eigenem Antrieb betrieben. Als Motivation dient ihnen nicht der Ehrgeiz zu gewinnen, sondern eher die Loyalität und Zuverlässigkeit den Freunden und Sportkameraden gegenüber. Mit ausdauernder und beständiger Kraft bringen Kapha-Kinder auch in Krisenzeiten ihre Unternehmungen im eigenen Rhythmus zu einem erfolgreichen Abschluss, sind rücksichtsvoll und friedliebend anderen gegenüber und verbreiten eine Atmosphäre von wohlwollender Entspannung.

Störungen der Doshas richtig zuordnen

Krankheiten und Beschwerden resultieren aus ayurvedischer Sicht immer aus dem Ungleichgewicht der Doshas. Durch körperliche und mentale Faktoren kann sich ein Dosha krankhaft erhöhen und dann zu Krankheiten führen. Viele Dosha-Störungen manifestieren sich im Anfangsstadium nur im energetischen und emotional wahrnehmbaren Bereich. Das heißt, bevor der Körper konkrete Krankheitssymptome zeigt, leidet das Kind unter verstärkten Dosha-Eigenschaften. Diese feinen Veränderungen im Verhalten des Kindes genau zu beobachten ist sehr wichtig, denn jeder Ayurvedaarzt oder -therapeut ist bei seiner Diagnose und Anamnese auf die Wahrnehmung und Beschreibung seines Patienten angewiesen, um anschließend seine Empfehlungen und Therapien darauf abzustimmen.

Ebenso dient das Erkennen der kindlichen Verhaltensmuster und Persönlichkeitsstrukturen der inneren Selbstakzeptanz und dem Aufbau eines echten Selbstbewusstseins. Durch die ayurvedische Konstitutionsbestimmung können wir das Kind mit seinen in ihm ruhenden Fähigkeiten schätzen lernen. Falsche Persönlichkeits- und Leistungsideale, unterdrückende Erziehungsraster und unrealistische Ansprüche können abgebaut und relativiert werden. Damit gewinnt das Kind echtes Selbstwertgefühl und Ermutigung, sein Leben leicht, authentisch und erfolgreich zu gestalten.

Vata-Störungen erkennen

Ein zu hohes Vata entsteht durch übermäßige Belastungen auf der körperlichen und geistigen Ebene sowie bei einer unausgeglichenen Lebensweise und bei Energieverlust.

Ist das Leben für das Kind zu schnell, zu vollgepackt mit Terminen und Aktivitäten und liegt eine körperliche, psychische oder soziale Überforderung vor, kann sich das Vata auf ungesunde Weise erhöhen.

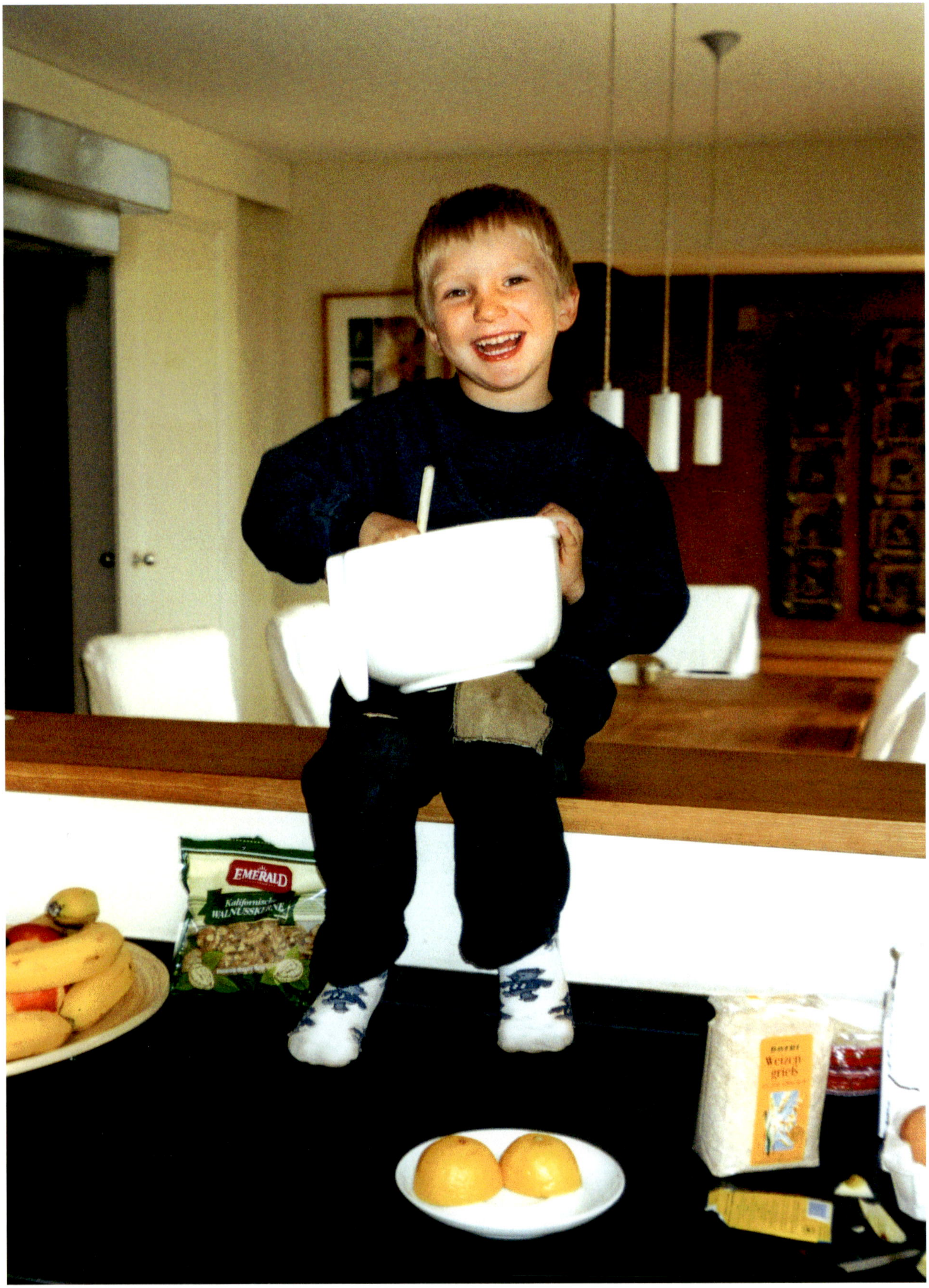
EMERALD

Gerät das Vata aus dem Gleichgewicht, so ist dies direkt spürbar durch innere Nervosität, Blähungen, einen trockenen Mund, Verlangen nach Wärme und undefinierbaren Ängsten. Das Kind schläft schlecht, kann sich nicht mehr alleine beschäftigen oder konzentrieren, wird weinerlich und kränklich.

Hält dieser Zustand an, so entstehen zunehmend Blähungen und Verstopfungen, kalte Hände und Füße sowie Trockenheit im ganzen Körper und auf der Haut. Der Geist wird immer unruhiger, und langsam entwickeln sich »echte« Beschwerden wie Hyperaktivität, Schlafstörungen und Stottern. Eine lang anhaltende Dosha-Erhöhung kann zu typischen Vata-Krankheitsbildern wie Blutarmut, Muskel- und Knochenschwund, Lähmungserscheinungen, Gedächtnisverlust, Gelenkbeschwerden, degenerative Arthritis und allen Nervenleiden führen.

Pitta-Störungen erkennen

Ein zu hohes Pitta entsteht durch zu viel Hitze (Feuer) im Körper, das unser Kind aggressiv und angespannt werden lässt. Durch zu viel Verantwortung, Erfolgsdruck oder Konkurrenzkampf in der Schule oder beim Sport, den übermäßigen Genuss von sauren Speisen (wie Zitrusfrüchten, Milchprodukte, Fleisch) sowie unterdrückten Aggressionen und Trotzreaktionen können Pitta-Störungen hervorgerufen und gefördert werden.

Leidet das Kind an einer Pitta-Erhöhung, so erkennen wir dies unmittelbar durch Hitzeschübe (auch Fieber), Übersäuerung und Hautreizungen sowie gesteigerte innere Anspannung. Unkontrollierte Zornesausbrüche, Zerstörungswut und Kritiksucht erschweren das Leben des Kindes und der Familie. Verfestigt sich die Pitta-Erhöhung, treten häufig Sodbrennen, Magenverstimmung, brennende Schmerzen in der Nabelgegend, Ausschläge, Kopfschmerzen und Schweißausbrüche auf. Im weiteren Verlauf entstehen Krankheiten wie Fieber, Entzündungen, chronische Hauterkrankungen, Migräne, Eiteransammlungen, entzündliche Arthritis, Knochenabszesse sowie alle entzündlichen und brennenden Beschwerden der Leber und des Magen-Darm-Trakts.

Kapha-Störungen erkennen

Die Ursache von Kapha-Störungen liegt meistens in einem Mangel von Bewegung und einem Übermaß an süßer und fettiger Nahrung.

Besteht eine Erhöhung von Kapha, so leidet das Kind zuerst an Antriebsarmut und Schweregefühl. Es erscheint uns faul und träge, reagiert nicht auf unsere Impulse und hat zu nichts Lust. Auch Erkältungen, Übelkeit, aufgeblähte Gedärme, Wasseransammlungen und ständige Müdigkeit können auftreten. Das Lymphsystem arbeitet schlecht, Wasseransammlungen schwemmen den Körper auf und Stoffwechselschlacken werden im Gewebe abgelagert.

Sammelt sich Kapha weiterhin an, so beginnt der Körper sehr viel Schleim zu bilden, der sich in den Stirn- und Nasenhöhlen, den Bronchien und in den Atemwegen festsetzt. Das Kind leidet häufig unter träger Verdauung und entwickelt Krankheiten wie Fettsucht, nässende Ekzeme, Zysten und Diabetes.

Fragebogen zur Dosha-Bestimmung

Mit dem folgenden Test können Sie das am stärksten ausgeprägte oder gestörte Dosha ihres Kindes ermitteln. Dabei ist es für die Störungen unerheblich, ob bereits von Geburt an diese Dosha-Dominanz vorliegt oder diese erst später gebildet wurde.

Entsprechend der positiven Antworten zu den einzelnen Fragen können die verschiedenen Lebensgewohnheiten, Befindlichkeitsstörungen und Gefühle den Doshas zugeordnet und damit die Ursachen für eventuelle Krankheiten ganzheitlich erkannt werden. Wenn Sie bei einer Frage, die mehrere Punkte enthält, nicht alle Aspekte bestätigen können (sondern vielleicht nur 2 von 3), so können Sie trotzdem »Ja« sagen, da alle in einer Frage aufgeführten Punkte zusammengehören und in gemeinsamer oder alleiniger Weise wirken.

Bitte zählen Sie nach dem Beantworten der Fragen alle mit Ja beantworteten Vata-, Pitta- und Kapha-Fragen getrennt voneinander zusammen, und machen Sie sich dann ein Diagramm der dominanten Dosha-Anteile.

Vata

Fragen, um eine Vata-Störung zu erkennen:

1. Ist das Kind häufig nervös, ängstlich und/oder überfordert?
2. Hat das Kind eine trockene, sensible Haut?
3. Kann das Kind schlecht auswendig lernen und ist es unkonzentriert, vergesslich und schusselig?
4. Leidet das Kind häufig unter Stimmungs- und Energieschwankungen? Fühlt es sich häufig erschöpft und ausgelaugt?
5. Kann das Kind abends nur schlecht einschlafen, oder wacht es nachts häufig auf?
6. Hat das Kind eine schlechte Verdauung und/oder Blähungen?
7. Friert das Kind leicht, und hat es häufig kalte Hände und Füße?
8. Leidet das Kind häufig oder regelmäßig unter einer oder mehreren der genannten Beschwerden:

- Blähungen, Verstopfung
- Schlafstörungen, Schlaflosigkeit
- Ängsten, Nervosität, mentale Instabilität
- Untergewicht, Auszehrung, Zittern, Zuckungen, Schwindel
- Verlust der Körperkraft, Schwäche des Immunsystems
- Ohrenschmerzen, Ohrgeräuschen oder Tinnitus
- Nervosität, Hyperaktivität, Konzentrationsschwäche, Stottern
- jede Art von Lockerheit in Gelenken, Bändern oder Muskeln oder Störungen des Bewegungsapparats

Pitta

Fragen, um eine Pitta-Störung zu erkennen:

1. Wirkt das Kind oft angespannt, gereizt, ungeduldig und/oder ärgerlich?
2. Hat das Kind eine empfindliche, leicht gerötete und warme Haut?
3. Schwitzt das Kind leicht, bekommt es häufig einen heißen Kopf oder Fieber?
4. Verhält sich Ihr Kind eher stur, aufbrausend und/oder streitsüchtig?
5. Hat das Kind einen sehr guten Appetit, und reagiert es mit Ungeduld, wenn es hungrig ist?
6. Ist das Kind sehr ehrgeizig, will es immer gewinnen und der Beste sein, und setzt es sich damit selbst oder andere unter Leistungsdruck?
7. Sind die Augen des Kindes empfindlich, brennen leicht oder haben eine Sehschwäche?
8. Leidet das Kind häufig oder regelmäßig unter einer oder mehreren der genannten Beschwerden:

- Fieber, erhöhte Temperatur, exzessives Schwitzen
- Durchfall oder rote, gelbe oder grünliche Verfärbungen von Urin oder Stuhl
- Entzündungen und Eiterungen
- Kopfschmerzen und/oder Migräne
- Sodbrennen, saurer Geschmack oder Aufstoßen oder Magenbeschwerden
- unreine Haut und/oder Hautkrankheiten
- Schwächung des Sehvermögens
- Wutanfälle, Zornausbrüche und aggressives Streitverhalten

Kapha

Fragen, um eine Kapha-Störung zu erkennen:

1. Wirkt ihr Kind oft müde, antriebslos und phlegmatisch?
2. Nimmt das Kind leicht an Gewicht zu, und leidet es eventuell auch jetzt unter Übergewicht?
3. Ist es oft erkältet und/oder verschleimt?
4. Ist das Kind nicht besonders ehrgeizig, sondern eher nachlässig und/oder faul?
5. Wirkt das Kind eher anhänglich, und kann es sich schwer von Dingen (wie zum Beispiel Spielzeug) trennen?
6. Isst das Kind oft zu viel und unkontrolliert, besonders Süßigkeiten?
7. Meidet das Kind körperliche Bewegung und/oder Sport wenn auch immer möglich?
8. Leidet das Kind häufig oder regelmäßig unter einer oder mehreren der genannten Beschwerden:

- Lymphschwellungen, Wasseransammlungen und/oder Erkältungskrankheiten
- übermäßige Schleimbildung in den Bronchien, Stirn und/oder Nebenhöhlen
- träge Verdauung, Appetitverlust
- Schweregefühl im Körper, Erhöhung des Körpergewichts, Fettleibigkeit
- Schläfrigkeit, exzessiver Schlaf
- Diabetes
- Verlust von Stärke und Widerstandskraft
- Tumorbildung

Vom richtigen Umgang mit Kindern

Welche Werte wir unseren Kindern vermitteln, ist abhängig von der Kultur und von der Religion in der wir leben. Allerdings gibt es auch universelle Werte. Dazu gehören Ehrlichkeit, Bescheidenheit, Gehorsam, Mitgefühl, Fleiß, Mut und Wissbegier.

Die Tugendhaftigkeit spielt im Ayurveda eine große Rolle. Dazu gehört, Erwachsene allgemein zu respektieren und nach ihrem Stand zu ehren. Jedes Kleinkind in Indien lernt, einem Älteren niemals zu widersprechen und trotzdem sich seine eigene Meinung zu bilden. Damit haben Eltern und Lehrer dort auch keine Autoritätsprobleme. Im Westen lernen die Kinder oft das Gegenteil, wenn ihre Eltern ebenfalls schlecht von ihren Eltern oder Lehrern sprechen. Eine einfache Regel: Sind wir Eltern tugendhaft, so werden es meist auch die Kinder.

Was wir unseren Kindern auf jeden Fall beibringen sollten, ist Selbstbeherrschung und Verzicht üben. Im Ayurveda wird das Tapasya genannt.

Beispielsweise sollten Kinder bei Fieber auf Nutellabrote und Fernsehen verzichten und dafür ein paar Tage nur heißes Wasser trinken, leichte Suppen essen und im Bett bleiben. Hunger ist ein Zustand, der das Verdauungsfeuer aktiviert und Schlacken verbrennt. Es ist ein wichtiger Selbstreinigungsmechanismus des Körpers, der viele Krankheiten verhindern könnte. Leider haben die Kinder normalerweise freien Zugang zum Kühlschrank. Regelmäßige Essenszeiten im Abstand von drei Stunden wären anzustreben, und eine Mahlzeit einmal auszulassen, kann nicht schaden.

Mädchen sollen zu guten Müttern und starken Frauen heranreifen, Jungen zu mutigen und kräftigen Männern, um ihre Pflichten innerhalb der Familie und der Gemeinschaft zu erfüllen. Daher ist es gut, entsprechend dem Geschlecht, bestimmte Fähigkeiten und Verhaltensweisen zu fördern. Schließlich bekommen nur Frauen Kinder. So wird auch die körperliche Entwicklung und Fruchtbarkeit eines Mädchen verstärkt, wenn es sich früh auf seine Aufgaben als Mutter vorbereitet. Dazu gehören Essen vorbereiten, kochen und sich um das seelische Wohl der Familie zu kümmern. Ein Junge sollte das Bild für das Mannsein (männliche Kraft) in erster Linie vom Vater bekommen. Seine Männlichkeit wird dadurch am besten herausgefordert.

Obwohl Feministinnen dies zweifellos anders sehen, ist diese Aufgabenverteilung unter den Geschlechtern sinnvoll. So weiß jeder, was er zu tun hat und verschwendet seine Energie nicht mit dem Ordnen des Chaos, das in unstrukturierten Familienverhältnissen entsteht. Das heißt aber nicht, dass Frauen für immer hinter den Herd gehören, sondern, dass sie, wenn sie selbst Mutter werden, neben dem Studium oder ihrem Beruf die häuslichen Angelegenheiten zu meistern wissen. Sie sind dann weniger überfordert als die meisten berufstätigen Mütter, die Kind und Karriere miteinander verbinden wollen.

Wenn die Zeit der Eltern es nicht zulässt, können auch Großeltern, nahe Verwandte und sogar Freunde das Kind mit erziehen. Hauptsache, es gibt einen regelmäßigen wohlwollenden Kontakt zum Kind und feste Bezugsperso-

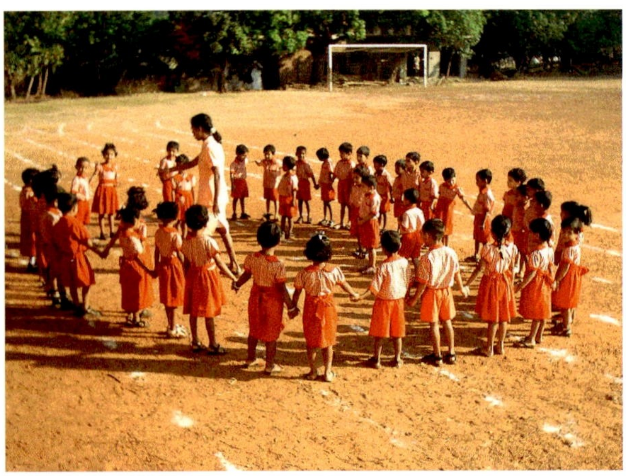

Vorschule in Indien – Disziplin übt sich früh.

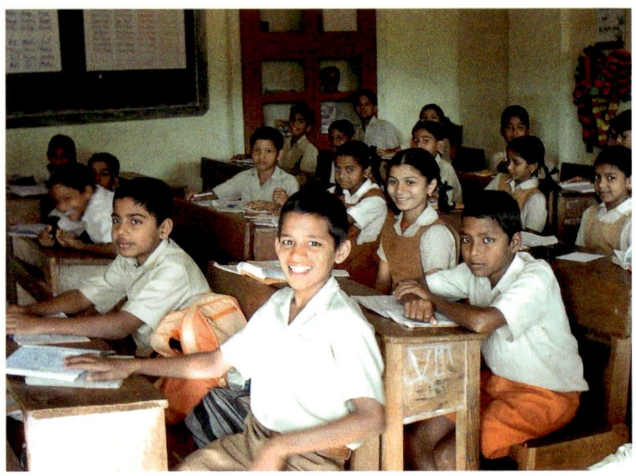

Unterricht ohne Autoritätsprobleme.

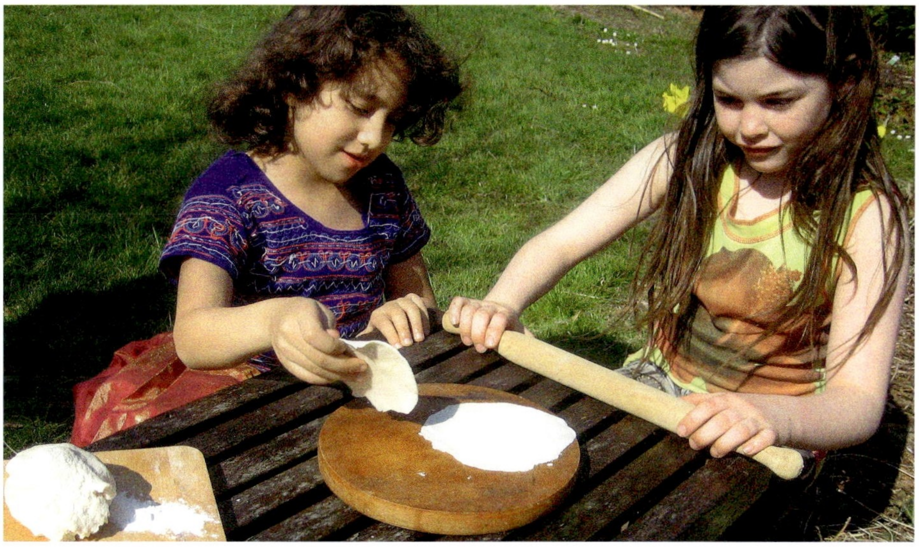
Mädchen haben Spaß am Kochen.

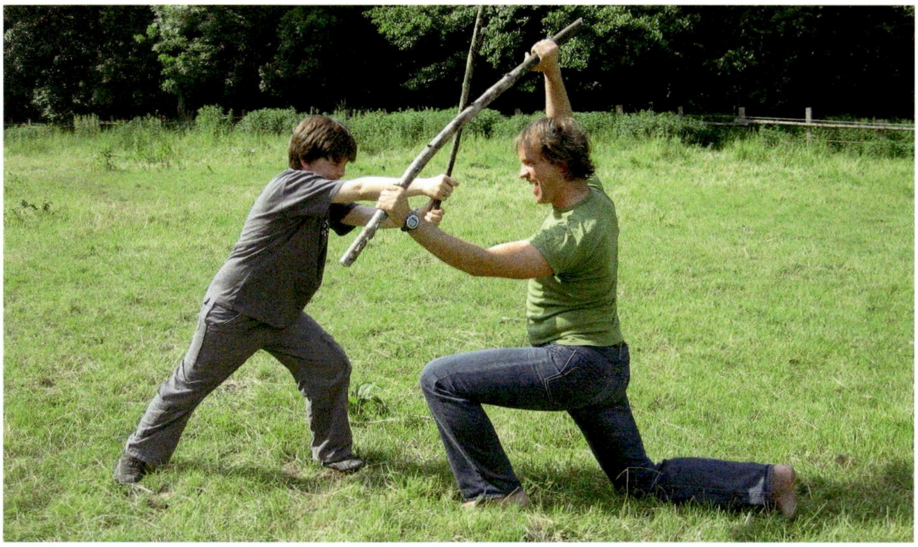
Vater mit Sohn beim Kämpfen.

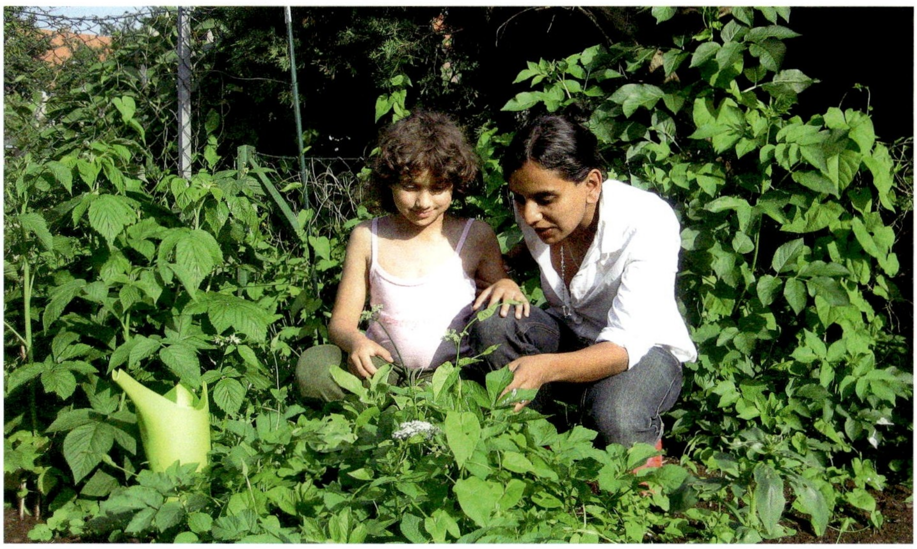
Mutter und Tochter beim Kräuterpflücken.

nen. Kinder profitieren sogar von den verschiedenen Erfahrungen unterschiedlicher Menschen.

Zur Erziehung gehört auch das Vermitteln von Lebenswissen. In traditionellen indischen Familien wachsen Kinder in einer Großfamilie auf, in der ihnen moralische und religiöse Werte vermittelt und sie auf ihren späteren Beruf vorbereitet werden. Es erscheint sinnvoll, einen erfolgreichen Familienbetrieb weiterzuführen oder Talente, die seit Generationen bestehen, für sich zu nutzen.

Die Eltern sollten die Talente und Fähigkeiten ihrer Kinder am besten kennen und mit ihnen rechtzeitig über ihre Lebensgestaltung sprechen und ihren Weitblick schärfen. Mit einer beruflichen Perspektive können Kinder auch besser mit dem Schulstress umgehen, wenn sie wissen, wofür sie lernen.

Es ist für unsere Kinder auch gut zu wissen, dass in bestimmten Lebensphasen bestimmte Aufgaben anstehen, dass die Lehrzeit begrenzt ist und dass es eine optimale Zeit für die Familiengründung gibt. Auch wenn der Lebensweg anders verlaufen sollte als gedacht, so gibt der Entwurf eines Lebensplans dem Kind doch mehr Sicherheit.

Kindgerechter Tagesablauf

Für Kinder ist eine gesunde Lebensweise mit geregeltem Tagesablauf unbedingt erforderlich. Dazu gehören frühes Aufstehen, körperliche Reinigung, regelmäßige Mahlzeiten, Lesen und Lernen auch außerhalb der Schulzeiten, Sport, tägliches Beten und frühes Zubettgehen.

Der Morgen und der Abend sind besonders sensible Zeiten. Für Kinder ist es wichtig, den Tag in Ruhe zu begrüßen und ihn abends in Harmonie zu beschließen. Wichtig ist auch Sonnenauf- und -untergang bewusst zu erleben, denn Stoffwechsel und Verdauung reagieren auf die veränderten Lichtverhältnisse mit mehr oder weniger Aktivität. Das gilt ebenso für den Wach-Schlaf-Rhythmus.

Wie sieht ein solcher perfekter Tag aus? Nach dem Aufstehen sollten Kinder die Zeit haben, sich ausgiebig zu recken und zu strecken und nicht gleich ins Badezimmer hetzen. Ein paar körperliche Übungen, wie der Sonnengruß, wecken den Geist und aktivieren das Verdauungssystem. Zwei Gläser lauwarmes Wasser setzen die Reinigungsfunktionen wie Stuhlgang und Wasserlassen in Gang. Nach einer Dusche wird der Körper eingeölt – so erhält er eine geschmeidige Schutzhülle. Danach wird ein Gebet gesprochen für ein gutes Gelingen der Tagesaufgaben.

Das Frühstück besteht idealerweise nur aus einem Glas warmer Milch mit Gewürzen und/oder einem Getreidebrei. Wenn die Kinder dann in die Schule gehen, sind sie garantiert wach und fit. Große Mahlzeiten mit Pfannkuchen, Banane und Ahornsirup sind zu schwer verdaulich, was wiederum die Konzentrationsfähigkeit mindert, da der Organismus dann mit dem Verdauen des Frühstücks beschäftigt ist. Morgens keine Nahrung zu sich zu nehmen, geht auch nicht, denn das Hirn braucht Treibstoff, um etwas zu leisten und da ist Milch das Beste.

Nach der Schule sollten Kinder ein ausgewogenes und gekochtes Mittagessen bekommen. Eine halbe Stunde später ist Zeit für die Hausaufgaben, ohne Stress und immer unter Aufsicht eines erfahrenen Erwachsenen. Denn sonst

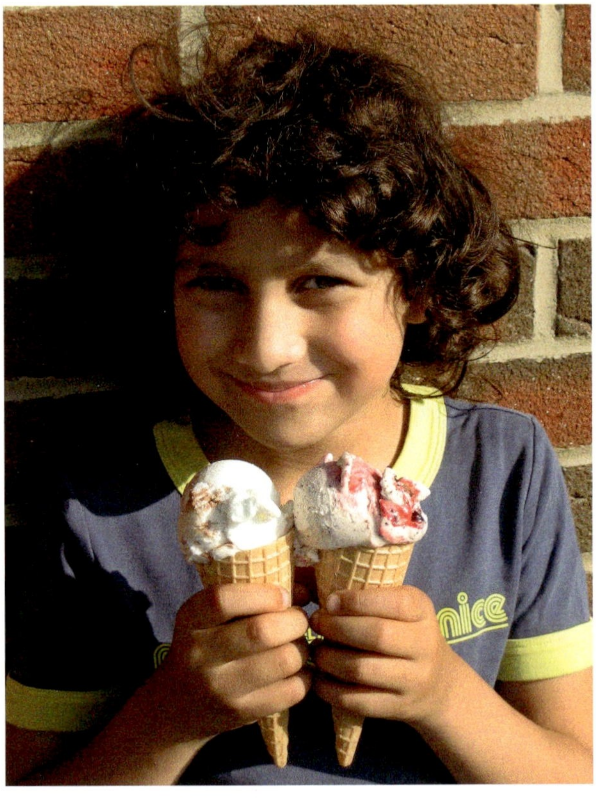

Eis essen – gesund bleiben.

haben Kinder schnell das Gefühl, es interessiert sich niemand für ihre Bemühungen. Erst danach ist Spielzeit oder Zeit, etwas außerhalb der Schule zu lernen und sich mit Freunden zu treffen.

Vor dem Sonnenuntergang wird noch einmal geduscht, danach ein Gebet gesprochen und im Familienkreis zu Abend gegessen. Kinder sollten früh zu Bett gehen und ausreichend Schlaf finden. Deswegen ist es nicht gut, kurz vorher fernzusehen. Besser ist es, wenn ein Elternteil die Freuden, Sorgen und Ängste des Kindes bespricht, damit es die Probleme nicht mit in die Nacht nimmt. Es ist immer gut, noch etwas Lustiges oder Erbauendes vorzulesen; das Leben ist hart genug, und die Nächte sind zur Erholung da. Wenn die Probleme zu groß sind, kann eine beruhigende Kopf- oder Fußmassage Wunder wirken. Schlaf- und vor allem Durchschlafzeiten sind abhängig vom Alter des Kindes.

Kindgerechte Aktivitäten

Wenn das Kind gesund ist, sollte es an Dinge gewöhnt werden, die der Konstitution, dem Ort und der Jahreszeit entsprechen. Auf diese Weise erlangt das Kind exzellente Stärke, Ausstrahlung und ein langes Leben. So wird es im Ayurveda empfohlen. Es ist immer wichtig, die Schwächen zu berücksichtigen und das Kind weder geistig noch körperlich zu überfordern.

Ein Kind mit einer Vata-Konstitution, das schneller friert, sollte nicht so lange Schlittschuh laufen wie ein Pitta-Kind. Ein Kapha-Kind muss sich viel bewegen, um seinen Stoffwechsel anzutreiben, ein dünnes Vata-Kind ist schneller erschöpft. Entscheidend ist, ob das Kind unter den Aktivitäten an Energie gewinnt oder krank wird. Vielleicht ist es besser, wenn es sich ein anderes Hobby sucht oder andere Freunde, bevor es sich zu sehr anstrengen muss, um mitzuhalten.

Ferner sollten die Aktivitäten auch an die Jahreszeiten angepasst sein. So kann ein Vata-Kind in einem kühlen Gewässer schwimmen gehen, wenn es ein heißer Sommertag ist und der Kaphatyp ein Eis essen, ohne gleich mit einer Erkältung rechnen zu müssen. Es ist ohnehin ungewöhnlich, das wir zu jeder Jahreszeit alles bekommen.

Erziehung auf ayurvedische Art

Welche psychischen Eigenschaften ein Kind mitbringt, hängt nicht nur von genetischen Faktoren ab, sondern auch von äußeren Faktoren. Die Erziehung sollte auch dem Wesen des Kindes angepasst sein, also den mentalen Gunas und Doshas, die bei dem Kind vorherrschen. Wir sollten darauf achten, dass wir seine schlechten Gewohnheiten nicht fördern, sondern durch das genaue Gegenteil einlenken.

Vata-Kinder kommen meist aus Familien, die unregelmäßig essen und leben. Hier wäre eine Regelmäßigkeit im Tagesablauf heilsam, vor allem bei den Mahlzeiten. Das gilt aber nicht für ein übergewichtiges Kapha-Kind, das eigentlich schon auf die nächste Mahlzeit wartet, während das Vata-Kind weniger Appetit hat. Pitta-Kinder profitieren, wenn sie nicht immer die besten sein müssen.

Das Wichtigste aber ist die Liebe, die wir unseren Kindern geben. Nehmen Sie Ihr Kind oft in den Arm und sagen Sie ihm gerade nach einem Streit, dass Sie es lieben, so wie es ist. Erklären Sie ihm Ihre Situation und entschuldigen Sie sich auch, wenn Sie einen Fehler gemacht haben. Es wird Ihre Reaktionen dann besser verstehen und lernt selbst, sich für sein Verhalten zu entschuldigen. Lassen Sie Ihrem Kind auch mal die Macht, seine Bedürfnisse durchzusetzen, das braucht es im späteren Leben. Sagen Sie ihm aber auch klar und deutlich, was Ihnen nicht gefällt und vor allem warum. Das Kind sollte Ihre Entscheidung nachvollziehen können.

Doshatypisches Verhalten und entsprechende Erziehung

Vata

Sehr aktiv bis hyperaktiv, immer in Bewegung (Zappelphilipp), spricht zu viel, teilweise ohne Zusammenhang, springt von einem Thema zum anderen ohne Überleitung, teilweise irrelevantes Gerede, ständiges Lächeln, häufiges lautes Lachen, beginnt etwas und beendet es nicht, kann sich schnell für etwas begeistern, vergisst schnell, ist ängstlich

Vata-Erziehung: Regelmäßigkeit, Rituale, begonnenes immer zu Ende führen, Ruhe, Langsamkeit lernen

Pitta

Sportlich, mag Wettkämpfe und Leistungsvergleich
gut in der Schule, konzentriert, gutes Gedächtnis
gereizt bis aggressiv, ungeduldig, schreit viel, intolerant, kann schnell hassen

Pitta-Erziehung: Ruhe und Geduld lernen, auch mal verlieren, weniger leistungsorientiert sein

Kapha

Freundliches Wesen, kindlich auch in der Pubertät, mag Veränderungen und Anstrengungen überhaupt nicht, ist gierig und sehr materiell orientiert, teilt und verschenkt nicht gerne, verhaftet an Eigentum, ruhig, besonnen, teilweise langsam, geduldig, konzentriert, Elefantengedächtnis

Kapha-Erziehung: Bewegung, Aktivität, auch einmal Mahlzeiten auslassen, Schnelligkeit lernen

Schwangerschaft und Stillzeit

Im Ayurveda beginnt die Kindheit schon vor der Geburt. Zeugung, Verlauf der Schwangerschaft und der Geburt sowie die Stillzeit haben großen Einfluss auf die Gesundheit und Anfälligkeit eines Kindes für Krankheiten.

So wird ein Kind die besten Voraussetzungen haben, wenn es von gesunden Eltern in Liebe gezeugt wurde und die Schwangerschaft ohne Zwischenfälle verlief. Ganz allgemein sollte ein Kind ganz bewusst gezeugt werden. Die zukünftigen Eltern sollten sich darauf vorbereiten, indem sie sich von ihren seelischen und körperlichen Altlasten befreien.

Es ist ratsam, dass beide Partner vorher eine Reinigungskur (Panchakarma) und im Anschluss daran eine Aufbaukur (Svastha) durchführen. Das verbessert die Empfängnisbereitschaft der Frau und die Samenqualität beim Mann. Für die Zeugung eines Kindes wird im Ayurveda die klassische Missionarsstellung empfohlen, Seitenlagen können Vata so erhöhen, dass es gar nicht erst zur Schwangerschaft kommt oder Missbildungen beim Kind auftreten.

In der Schwangerschaft ist das Kind völlig abhängig vom körperlichen und seelischen Wohlbefinden der Mutter. Unbehandelte Dosha-Störungen der Mutter können auch auf das Kind übergehen.

So wird eine Frau mit Vata-Störungen und unregelmäßigem Ess- und Lebensstil ein Vata-Kind bekommen, das vielleicht unterernährt zur Welt kommt und durch seine Unruhe auffällt. Moderne Studien im Westen haben gezeigt, dass werdende Mütter, die im Dauerstress stehen, eher Kinder haben, die an ADHS (Aufmerksamkeits- und Hyperaktivitätssyndrom) leiden.

Zu den besonders schädlichen Einflüssen gehören dauernder Lärm, Streit, Gewalt und negative Gefühle wie Wut und Hass. Denn ab der vierten Woche gibt es eine sogenannte Herz-zu-Herz-Verbindung zwischen Mutter und Kind, und alles, was die Mutter fühlt, empfindet das Ungeborene auch.

Damit die Doshas im Gleichgewicht bleiben, ist es für die werdende Mutter wichtig, sich richtig zu ernähren. Milch, Ghee, Mandeln, Rosinen, Sesam, süße Früchte, gekochtes Gemüse und Getreide gehören zu den stärkenden Lebensmitteln. Auch Fleischsuppen sind auf der ayurvedischen Speisekarte, sofern kräftigere Speisen nötig sind. Die Verdauungskraft nimmt gegen Ende der Schwangerschaft ab, denn die größer werdende Gebärmutter drückt gegen Magen, Darm und Leber. Werdende Mütter sollten das Essen dann entweder passiert oder flüssig zu sich nehmen.

Dauerhafte Verdauungsstörungen und Verstopfungen in der Schwangerschaft erhöhen das Vata-Dosha beim Ungeborenen. Als Folge kann das Wachstum und die Ausbildung von Gewebe gestört sein. Ist das Hirngewebe betroffen, kann es sogar zu geistiger Unterwicklung des Kindes kommen.

Aggressives Verhalten und abnorme Gelüste auf bestimmte Nahrungsmittel, im Extremfall rohes Fleisch oder Fisch, können ein Hinweis für Fehlernährung bei Schwangeren sein. Dahinter versteckt sich ein Mangel an Vitaminen, Spurenelementen und Mineralien, die beim Kind Entwicklungsstörungen, Organdefekte und angeborene Stoffwechselerkrankungen auslösen können.

Ernährungsplan der Schwangeren laut Caraka und Susruta

1.–3. Monat:	kühle süße Milch, viel süßes Obst und gekochtes Gemüse
4.–5. Monat:	außerdem Milch mit Ghee
6.–8. Monat:	Milch mit süßen Gewürzen (Kardamom, Süßholz, Vanille), Milchbrei und Haferschleim
9. Monat:	leicht verdauliche, vatareduzierende Kost, warme Milch, Fleischsuppen

Aus ayurvedischer Sicht verläuft die normale Geburt schmerzlos und unkompliziert. Ungeheure Schmerzen, verzögerte Wehen und Geburtskomplikationen sind Folge einer Vata-Erhöhung. Schon Wochen vor dem Entbindungstermin helfen Ölmassagen und Einläufe sowie befeuchtende nährende Speisen und eine gute Verdauung, das Vata im Zaum zu halten.

Gesund oder krank durch Muttermilch

Auch in der Stillzeit muss die Mutter auf ihren Dosha-Haushalt achten, denn über die Muttermilch fließen erhöhte Doshas und können dem Kind schaden.

Für eine gute Milchqualität sollte die Mutter direkt nach der Geburt erst einmal aufgepäppelt werden. Schließlich hat ihr Organismus für zwei gesorgt. Ruhe, Massagen und nährstoffhaltige Nahrung geben ihr ihre alte Kraft zurück. Zusätzlich kann sie Aufbaupräparate mit Vitaminen, Spurenelementen und Mineralien nehmen. Außerdem gibt es noch ayurvedische Nahrungsergänzungsmittel wie Chyvanprash oder Bala und Asvagandha, die nach einer anstrengenden Geburt kräftigen.

Ein Baby sollte mindestens acht Monate gestillt werden, idealerweise aber bis zu den ersten Zähnen. Das Abstillen verläuft nach ayurvedischer Ansicht unkompliziert. Es besteht ein stilles Einvernehmen von Mutter und Kind: Gleichermaßen wie die Brust weniger Milch produziert, wendet sich das Baby den anderen Köstlichkeiten der Welt zu.

In den ersten sechs Monaten ist die Muttermilch das absolute Lebenselixier. Deshalb ist es so wichtig, dass sich die Stillende gut nährt und ihrem Baby keine irritierenden oder schädigenden Stoffe über die Milch zuführt.

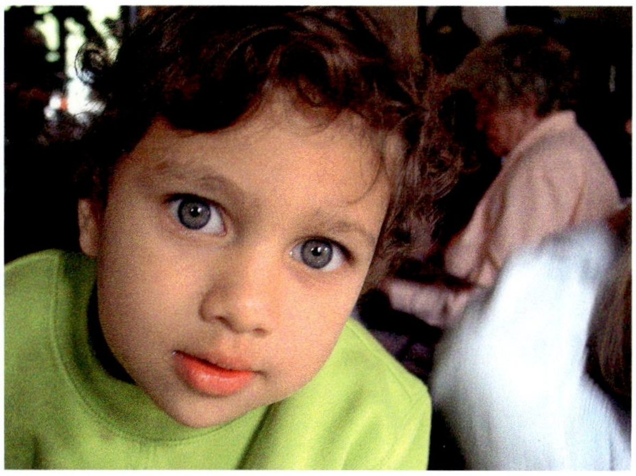

Gute Muttermilch – Kapha fürs Leben.

Die Qualität der Milch hat außerordentlichen Einfluss auf das Verhalten und die Entwicklung des Kindes. Wenn die Mutter in der Stillzeit an erhöhtem Vata leidet, ist es nicht verwunderlich, wenn das Baby unruhig ist, an Blähungen leidet oder verstopft ist, wenig schläft und viel schreit.

Selbst Krankheiten können sich durch veränderte Milch beim Neugeborenen manifestieren. In Extremfällen kann es zu einer verzögerten geistigen und motorischen Reifung kommen.

Auch wenn die Milch gut fließt, äußerlich einwandfrei erscheint und das Kind gut trinkt, kann es zu auffälligem Verhalten, zu Hautausschlägen und Verdauungsstörungen kommen. Denken Sie in diesem Fall darüber nach, ob ein Zusammenhang zu Ihrer Lebensweise oder zu Ihrer Ernährung bestehen könnte. Die Behandlung ist dann in erster Linie an Sie selbst gerichtet. Ihr ayurvedischer Arzt kann Ihnen Medizin auf Kräuter- und Ölbasis geben, die Sie und Ihr Baby heilt.

Veränderungen der Muttermilch durch erhöhte Doshas

Vata:	wenig dünnflüssige, fast durchsichtige Milch
Pitta:	gelb-grünliche, säuerlich riechende Milch
Kapha:	viel weiße, dickflüssige, süße Milch

Yoga und Massagen für Kinder

Die ayurvedische Tradition kennt viele Möglichkeiten, Kinder in ihrer geistigen und körperlichen Entwicklung zu fördern. Dazu gehören vor allem Massagen, Yoga und das Singen von Mantren. Für die westliche Vorstellung sind diese Methoden eher ungewöhnlich, in Indien selbstverständlich. Bereits das Neugeborene wird massiert, und in der Vorschule und Schule sind Yoga-Übungen Pflicht. Es gibt zwar keine direkten wissenschaftlichen Erhebungen, aber aus der Erfahrung lässt sich sagen, dass Kinder, die ihren Körper passiv oder aktiv fordern, gesünder, klüger und belastbarer im Alltag sind.

Massage für Babys und Kinder

Wenn Sie selbst Massagen lieben, werden Sie auch Ihrem Kind eine geben können. Babymassagen können Sie am besten in Hebammenpraxen erlernen. Ich empfehle Ihnen auch das Buch »Sanfte Hände« von Frédérick Leboyer, einem berühmten französischen Arzt, der die Massagetechnik in Indien erlernte.

Bei der klassischen Babymassage schaffen Sie über den Hautkontakt eine Verbindung zu Ihrem Kind. Sie besteht aus nur wenigen Handgriffen und den Momenten, in denen die Liebe von Ihnen zu Ihrem Kind fließt.

Verwenden Sie handwarmes biologisch kontrolliertes Mandel- oder Olivenöl. Um die Muskulatur zu stärken, empfiehlt sich Balaöl. Das Baby darf nicht frieren und sollte vor und nach der Massage vor Auskühlung geschützt sein. Bewahren Sie die erzeugte Wärme der Haut, und bleiben Sie an einem ruhigen kuscheligen Ort.

Sie müssen nicht immer den ganzen Körper massieren. Wenn sich Ihr Baby noch sträubt, beginnen Sie mit den Fußsohlen oder mit den Rücken. Durch Massage im Lendenbereich werden die Kleinen ruhig. Ein sanftes Kraulen oder Streicheln der Kopfhaut wird das Baby beruhigen. Wichtig ist, dass Sie voll Liebe sind.

Sie können nach der Geburt sofort mit der Massage beginnen, müssen aber, bis der Nabel abgeheilt ist, den Bauch aussparen. Neugeborene sollten nur kurz massiert werden, 1–5 Minuten und dann mit den Tagen und Wochen bis auf 15 Minuten. Je früher Sie mit dem Massage-Ritual beginnen, umso selbstverständlicher wird es für Ihr Kind. Sprechen Sie dabei mit sanfter Stimme zu Ihrem Baby, oder singen Sie ein schönes Lied. Sie können es auch mehrmals am Tag kurz massieren, morgens und abends, aber auch, wenn Ihr Baby unruhig oder traurig ist.

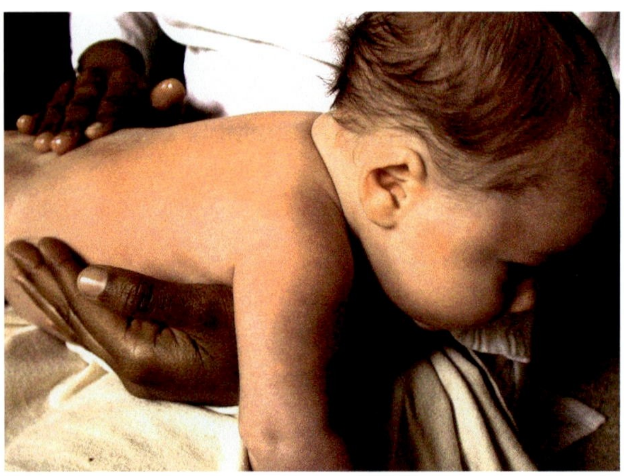

Neugeborenenmassage fördert die Enrwicklung des Kindes.

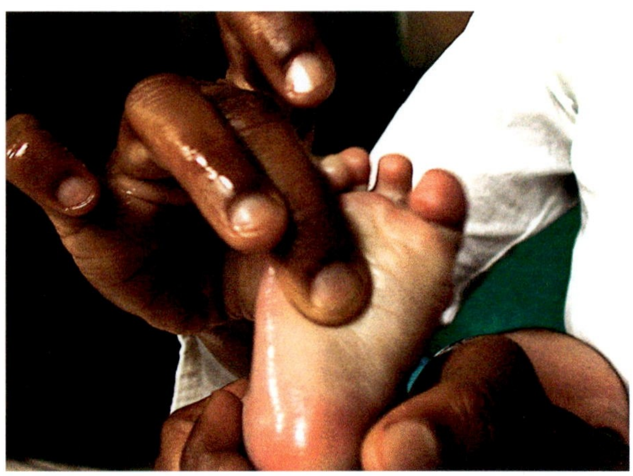

Punkte am Fuß kräftigen Herz und Lunge.

Wann dürfen Sie Ihr Baby/Kind nicht massieren?

Bei Hunger, Durst, mit vollem Magen, in kalten Räumen, wenn sich das Kind wehrt, bei Säuglingsgelbsucht, Fieber, Hautausschlag, Durchfall oder Infektion.

Neben dem Wohlfühlen haben die ayurvedischen Anwendungen noch einen anderen Effekt. Stoffwechsel und Lymphabfluss werden aktiviert. Dadurch werden die körpereigenen Reinigungsfunktionen angeregt und verhindern, dass sich Stoffwechselgifte ablagern. Ansonsten führen diese Ablagerungen zu Erkrankungen und Bewegungseinschränkungen. Im Ayurveda setzen wir Massagen ein, um Krankheiten zu verhindern und zu behandeln.

Auch ältere Kinder sollten daher massiert werden. Ganz nebenbei verringert es ihren Stress und stärkt ihr Körpergefühl. Ein guter Zeitpunkt für eine Massage ist abends vor dem Schlafengehen. Sie können dadurch Schlafstörungen und Ängste wegmassieren. Ist nicht genügend Zeit, reicht auch eine Kopf- oder Fußmassage. Verwenden Sie bei erhöhtem Pitta Ghee mit Rosenwasser oder Olivenöl, das wirkt kühlend. Für Vata-Störungen ist erwärmendes Öl wie Sesamöl mit Mahanarayam Tailam im Verhältnis 1:2 gut. Mit Nelken- oder Kümmelöl können Sie eine Bauchnabelmassage im Uhrzeigersinn bei Ihrem Kind durchführen, es hilft bei Verstopfungen und Blähungen.

Hat Ihr Kind viel Schleim, also Kapha, in den Atemwegen, ist eine Oberkörpermassage mit ausstreichenden Bewegungen zur Seite sinnvoll. Senföl und Sesamöl im Verhältnis 2:1 erwärmen den kühlen Schleim, der sich dadurch besser auflösen kann. Bei Wasseransammlungen zum Beispiel an Gelenken hilft lokal Rizinusöl. Das können Sie auch bei vatabedingten Rückenschmerzen, verursacht zum Beispiel durch den schweren Tornister, verwenden.

Yoga für Kinder

Wenn Kinder Yoga erlernen, bekommen sie ein tieferes Verständnis für ihren Körper und können besser auf ihn achten. Sie erfahren die wunderbare Einheit zwischen Bewegung und Atmung. Die Übungen, Asanas genannt, wirken auf Haltung, Gleichgewicht, Kraft und Beweglichkeit. Neben dem körperlichen Wohlbefinden fördert es die geistige Klarheit, Ruhe und Besonnenheit.

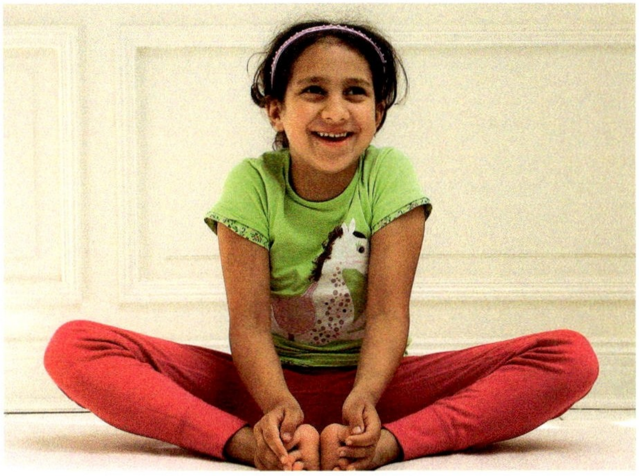

Yoga weckt die Freude.

Im Alter von drei bis vier Jahren können Kinder je nach körperlicher und geistiger Reife mit Yoga beginnen. Übungen, bei denen der Kopf und der Rücken überstreckt werden, sind erst bei Kindern ab acht Jahren erlaubt. Wichtig: unbedingt vor den Übungen aufwärmen.

Yoga zeichnet sich durch das Zusammenspiel von Atmung und Bewegung aus.

Beim normalen Atmen wird die Lunge mit Sauerstoff versorgt. Bei der vertieften Atmung wird auch Prana eingeatmet, das den Lebensfunken entfacht, aus dem wir unsere Energie schöpfen. Ein Mangel an Prana macht uns lethargisch, schwächt das Immunsystem und führt letztlich zum Tod. Durch Pranayama-Übungen können wir unsere »Batterien« wieder aufladen. Sie haben auch eine sehr beruhigende Wirkung, und gerade bei Ärger lässt sich der Frust einfach wegatmen. Davon profitieren vor allem hyperaktive und aggressive Kinder, aber auch die trägen.

Die Anfänge der Yoga-Praxis für Kinder

Es reicht, wenn sie mit Ihrem Kind am Anfang nur ein oder zwei Minuten üben. Zunächst muss Ihr Kind lernen, vollkommen ruhig zu bleiben und sich nicht zu bewegen. Es kann auf Ihrem Schoss sitzen. Erst ruhen die Füße und die Beine, dann der Oberkörper, die Arme und der Kopf. Lassen Sie Ihr Kind dann die eigene Atmung wahrnehmen, dabei sollte es gerade sitzen.

Im nächsten Schritt können Sie ihm spielerisch einige Tier-Asanas beibringen. Besonders beliebt sind Schmetterling, Frosch, Katze, Hund, Kobra und Löwe. In diesen Positionen werden wichtige Punkte des Nervensystems und der inneren Organe stimuliert.

Wenn es diese Figuren beherrscht, können Sie zu statischen Übungen übergehen. »Der Baum« und »die Kerze« üben das Gleichgewicht. Fordern Sie Ihr Kind auf, abwechselnd den rechten und linken Arm nach oben oder rechtwinklig vom Körper zu halten. Diese anstrengende Übung zeigt ihm, dass es unter Anstrengung alles erreichen kann, wenn es nur das notwendige Durchhaltevermögen hat. Das gilt allgemein für das Halten von Asanas. Mit Stoppuhr und Zeitrekorden können Sie Ihr Kind gut motivieren, denn es liebt die Herausforderung.

Wenn Ihr Kind unruhig oder frustriert ist, sind beruhigende Übungen gut, wie die Kindchenstellung, Rückenlage mit geschlossenen Augen oder Summen wie eine Biene im Sitzen. Es sollte lernen, die Bewegungen an die Atmung anzupassen. Immer, wenn der Oberkörper aufgerichtet wird, sollte es einatmen, beim Beugen nach unten, ausatmen.

Erst wenn Ihr Sprössling diese Übungen beherrscht, können Sie mit schwierigen Asana-Zyklen beginnen. Es geht darum, in einer bestimmten Reihenfolge bestimmte Körpersysteme zu aktivieren und mit Prana zu füllen. Der Sonnengruß ist eine besonders gute Übungsabfolge für Kinder, denn es werden alle wichtigen Muskeln, Sehnen, Organe und die Atmung stimuliert.

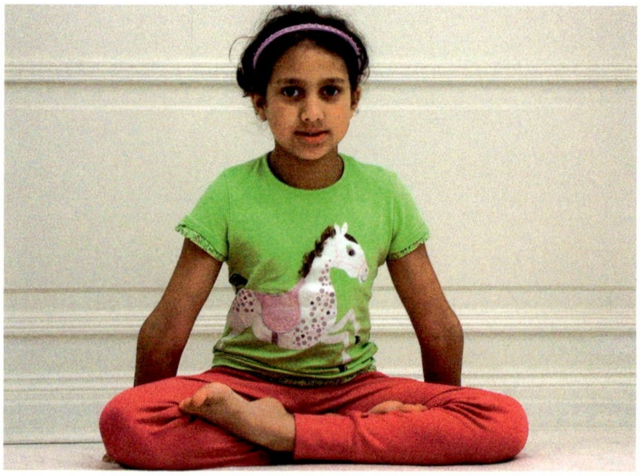

Gerade und ruhig sitzen lernen.

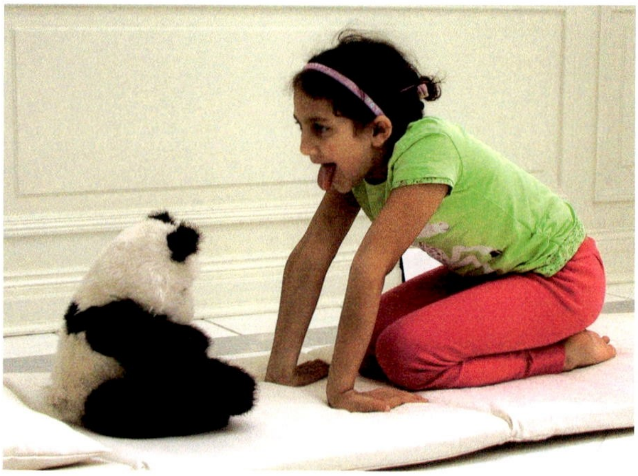

»Der Löwe« löst Spannungen.

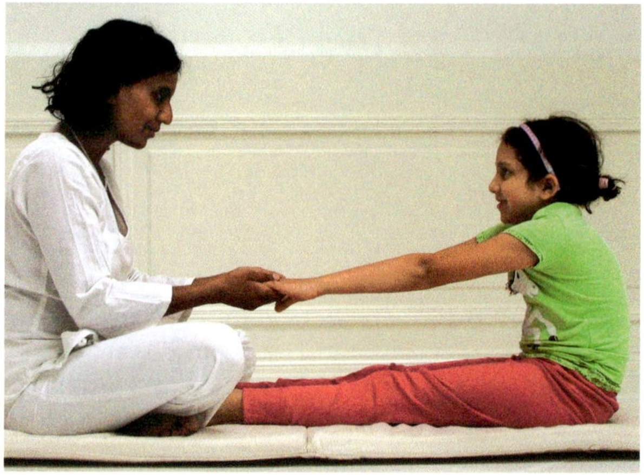

Üben Sie mit Ihrem Kind.

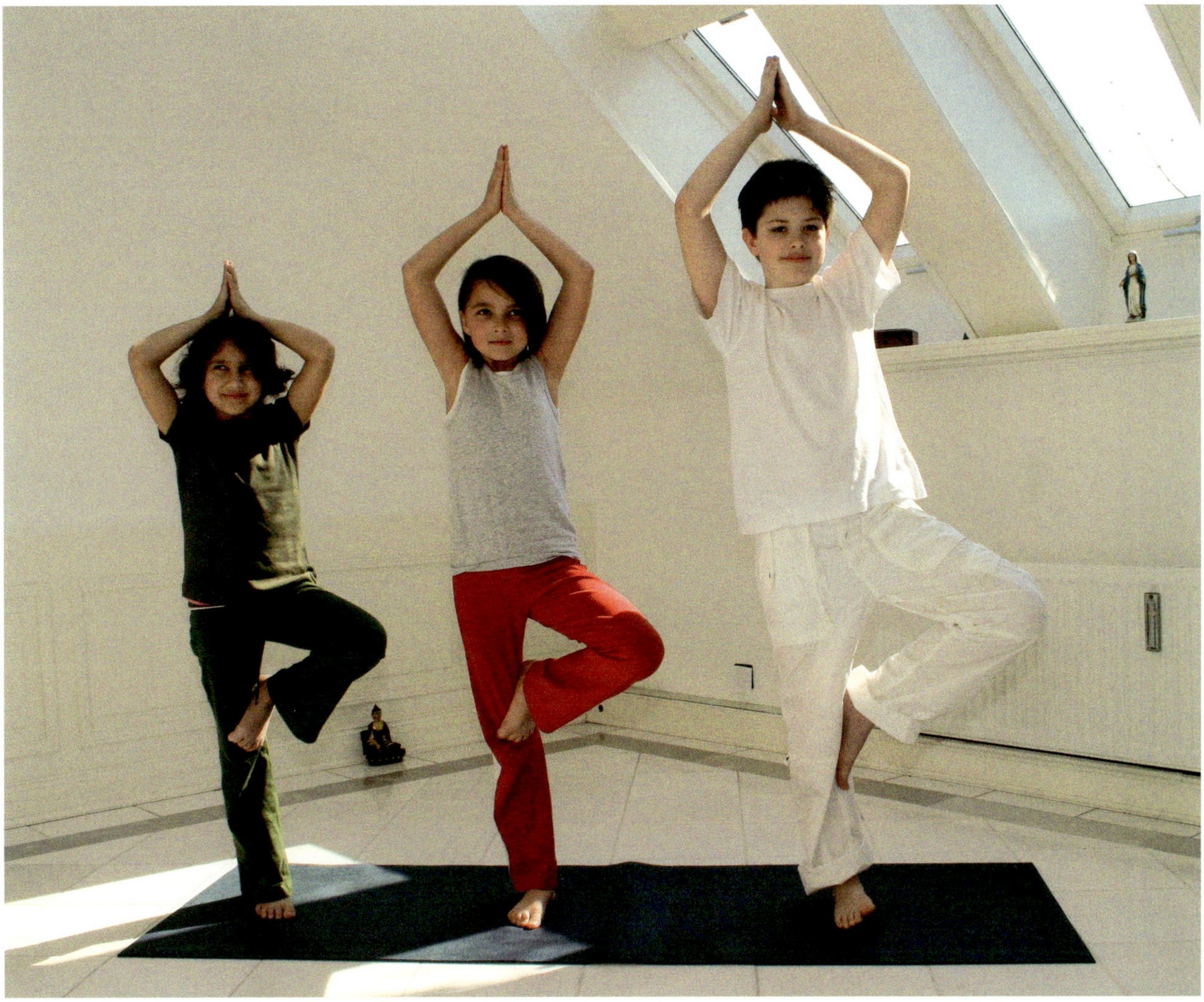

»Der Baum« schafft Stabilität.

Der Sonnengruß

Position 1: Hände gefaltet, Ellenbogen waagerecht, gerade Haltung, Füße dicht nebeneinander stellen.
Position 2: Beim Einatmen Arme über den Kopf hinaus strecken, dabei den Kopf zum »Himmel« richten.
Position 3: Beim Ausatmen vorwärts beugen, Knie gestreckt halten, mit den Fingerspitzen an Zehenspitzen tippen, Kopf und Augen zu den Füßen gerichtet.
Position 4: Beim Einatmen erst mit dem rechten Fuß nach hinten, dabei den Kopf oben halten, Fußrücken ablegen, linkes Bein beugen, dabei die linke Fußspitze auf Höhe der Fingerspitzen der aufgelegten Handflächen, der Kopf zeigt nach oben.
Position 5: Beim Ausatmen linkes Bein ebenfalls nach hinten ziehen, auf Armen und Beinen im gleichen Winkel stehend, der Kopf und die Augen auf die Füße gerichtet (Hund).
Position 6: Atmung halten, auf die Knie gehen, dann auf die Brust und Kinn ablegen, dabei den Po nach oben strecken.
Position 7: Beim Einatmen die Beine ablegen, auch die Fußrücken, mit geradem Rücken auf die Arme abgestützt leicht nach oben blicken (Kobra).
Position 8: Beim Ausatmen wieder auf die Beine und Arme stellen (Hund, wie Position 5).
Position 9: Beim Einatmen das rechte Bein mit gebeugtem Knie nach vorne stellen, während das linke Bein abgelegt wird (wie Position 4), beim Ausatmen Hände neben dem rechten Fuß ablegen, Finger- und Fußspitze sind in einer Gerade, der Kopf zeigt nach oben.
Position 10: Atem halten, dabei das linke Bein nach vorne bringen und aufrichten, Arme bleiben gestreckt, Fingerspitzen an den Fußspitzen (wie in Position 4).
Position 11: Beim Einatmen wieder aufrichten und die Arme hinter den Kopf strecken, Blick ist zum Himmel gerichtet (wie in Position 2).
Position 12: Beim Ausatmen wieder die Ausgangsposition einnehmen.

Beim nächsten Sonnengruß wird dann der linke Fuß vorgezogen, danach der rechte usw. Bei der Übungsfolge auf die Atmung achten.

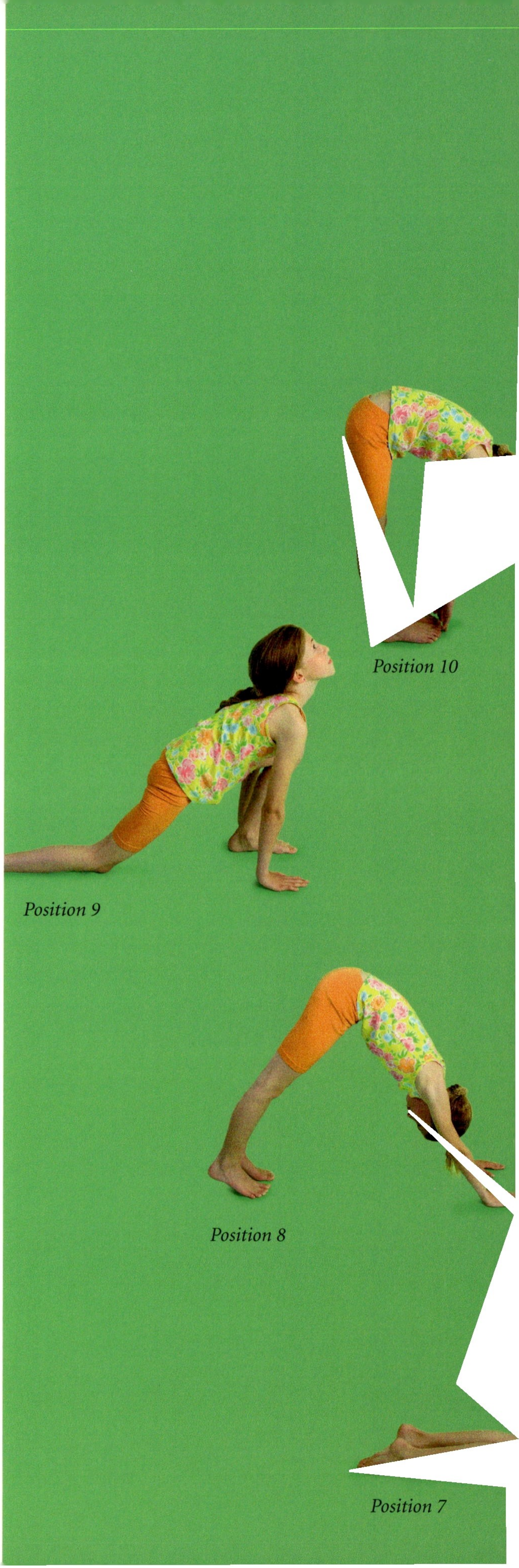

Position 10

Position 9

Position 8

Position 7

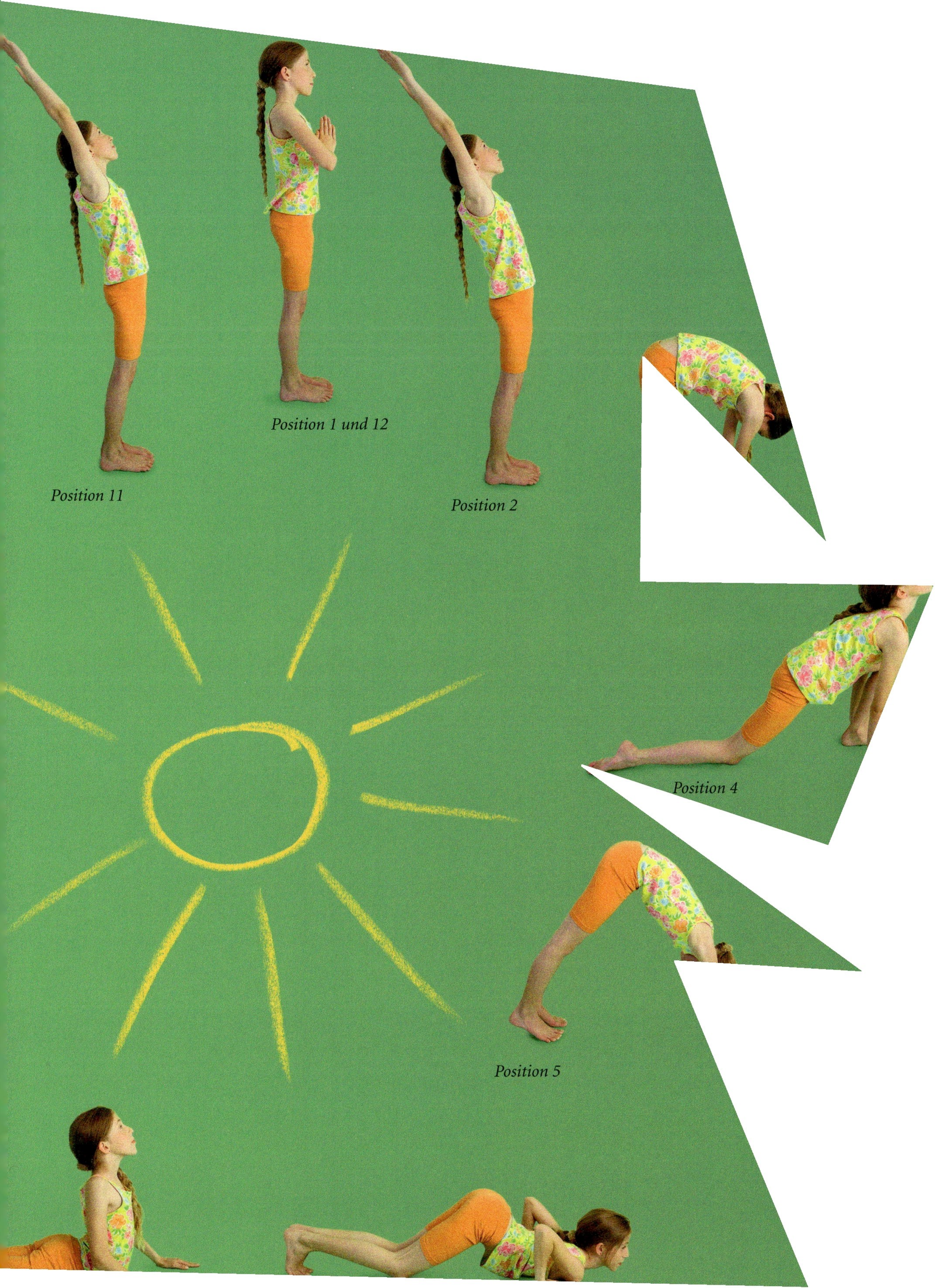

Position 1 und 12

Position 11

Position 2

Position 4

Position 5

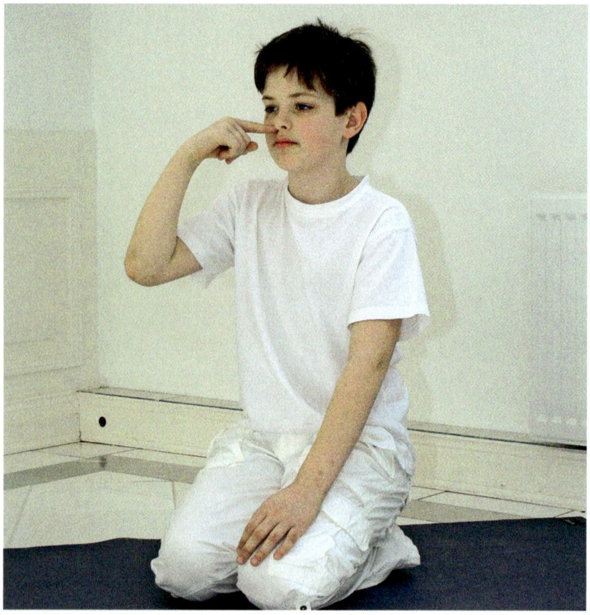

Pranayama weckt den Geist.

Pranayama-Praxis für Kinder

Das Kind sollte sich mit geradem Rücken hinsetzen und tief in den Bauch einatmen, sodass er sich vorwölbt. Beim Ausatmen wird der Bauch eingezogen. Pro Minute sind 10–15 Atemzüge anzustreben. Das beruhigt und bringt neue Kraft. Eine Übung, die auch zwischendurch möglich ist.

Lassen Sie Ihr Kind durch einen Stromhalm in ein mit Wasser gefülltes Glas atmen. Es bekommt dadurch ein besseres Gespür für die Atmung. Legen Sie Ihre Hand oder ein Kuscheltier auf seinen Bauch, damit es die Auf- und Abwärtsbewegungen seines Bauches besser sieht.

Wann ist die beste Zeit für Yoga?

Am besten ist Yoga direkt nach dem Aufstehen, um den Körper von innen zu wecken und die Produktion von Verdauungssäften und Hormonen anzukurbeln.

Nach dem Recken und Strecken sind 3 bis maximal 13 Sonnengrüße eine gute Starthilfe für den Tag.

Nach der Schule oder dem Kindergarten sind beruhigende Asanas empfehlenswert. Wenn es Ärger gab, kann sich das Kind beim Löwen den Frust herausbrüllen oder in der Schmetterlingsposition in Gedanken auf eine Reise gehen, weit weg vom Problem. Der Fantasie sind keine Grenzen gesetzt.

Abends sind Yoga und kurze Meditation gut gegen Schlafstörungen und Ängste vor dem nächsten Tag. Wichtig ist, dass Ihr Kind regelmäßig und immer zur selben Tageszeit seine Übungen möglichst mit leerem Magen praktiziert.

Wie kann mein Kind am besten Yoga lernen?

Für Kinder ist der Unterricht in Yoga-Gruppen entsprechend ihrem Alter empfehlenswert. Es gibt heutzutage viele Yoga-Schulen mit speziellen Programmen für Kinder. Ideal ist, wenn auch die Eltern zur Unterstützung des Kindes einige Yoga-Stunden, am besten in einer Eltern-Kind-Gruppe, nehmen. Soll Ihr Kind mit Yoga therapiert werden, sind zusätzliche Einzelstunden sehr wichtig.

Konstitutionsgerechtes Kinder-Yoga

Es gibt viele verschiedene Übungen, aber nicht jede ist vorteilhaft für Ihr Kind. Berücksichtigen Sie seine Konstitution und seine mentale Veranlagung.

Vata-Kinder

Dünn, leichte Konstitution, schnell überanstrengt. Unruhig, aktiv, nervös, ängstlich, launisch, reden viel ohne Pause, sind unkonzentriert. Sie besitzen wenig Ausdauer und sind am schwächsten. Sie sind aber am wandlungs- und anpassungsfähigsten, sind unternehmungslustig. Bewegung macht ihnen Spaß.

Yoga für Vata-Kinder: am besten in einem warmen Raum. Sanft fordern, erden und stabilisieren durch langsame Übungen, Strecken, parzielle Rückwärtsbewegungen und vor allem Vorwärtsbeugungen. Stehende Asanas erden vor allem nervöse Kinder. Asanas im Sitzen oder Liegen bringen Erholung und Entspannung. Keine abrupten und heftigen Bewegungen; die Vata-Kinder verletzen sich schneller, weil ihre Gelenke und Knochen schlechter gepolstert sind. Keine schnellen Rückwärtsbewegungen, das erhöht das Vata.

Pitta-Kinder

Sie sind oft dynamisch, aggressiv, konzentriert, entschlossen, können Gefühle klar und deutlich ausdrücken. Sie haben durchschnittliche Kraft und Ausdauer. Sie lieben es zu lernen und haben oft das Ziel, die oder der Beste zu sein. Sie machen manchmal nur Übungen, die einfach gehen, lassen die aus, die ihnen gut täten oder sind zu ehrgeizig und überfordern sich. Es fehlt ihnen an Geduld, aber sie können sich gut konzentrieren.

Yoga für Pitta-Kinder: Die Übungen sollten in kühlen Räumen ausgeführt werden, vor allem solche, die lockern und entspannen. Vorwärtsbeugungen und Drehungen reduzieren Pitta sowie Übungen mit erhobenen Beinen, die den Oberkörper entlasten. Keine Umkehrstellungen mit Kopf unter dem Rumpf, sie erhöhen Pitta.

Kapha-Kinder

Sie haben einen kräftigen Körperbau und die größten Energiereserven. Sie bewegen sich nicht gerne, sind träge und langsam, haben starke beständige Gefühle, sind ruhig, zufrieden, treu, das Loslassen fällt ihnen schwer. Sie brauchen ständig Anregung dabei zu bleiben, wobei sie über eine gute Ausdauer verfügen. Sind oft selbstgefällig, faul und strengen sich nicht gerne an.

Yoga für Kapha-Kinder: Schnelle dynamische Asanas im Stehen, Hand- und Kopfstände, Umkehrstellungen und Rückwärtsbeugungen. Vorwärtsbeugungen erhöhen Kapha. Asanas wie Umkehrstellungen, die Kapha reduzieren, leiten den Schleim aus dem Magen und dem Brustkorb heraus in Mund und Nase. Erwärmende Pranayama-Übungen regen Agni an und fördern Prana, das oft blockiert ist.

Erkrankungen mit Yoga sanft heilen

Kein Ayurveda ohne Yoga. Der Vorteil der Yoga-Therapie liegt darin, dass gerade bei Kindern Symptome oder Erkrankungen sanft geheilt werden können, zumindest wird der Heilungsprozess unterstützt.

Vorwärtsbeugungen stimulieren bestimmte Marma-Punkte (Vitalpunkte), die an inneren Organen liegen. Dadurch werden Stoffwechselvorgänge aktiviert, wie Ausschüttung von Hormonen oder Verdauungsenzymen. Das ist besonders gut bei Vata- und Kapha-Kindern, die eher eine schwache Verdauung haben.

Bei schwachem Bewegungsapparat ist es gut, bestimmte Positionen zu halten, um die Muskeln zu kräftigen.

Yoga hat sich bei Kindern besonders bei psychischen Auffälligkeiten bewährt, zum Beispiel bei ADS oder ADHS. Aber auch Ängste, Leistungsabfall in der Schule und Konzentrationsstörungen lassen sich so gut behandeln. Auf körperlicher Ebene kann es gut bei motorischen Defiziten oder Entwicklungsverzögerungen angewendet werden und bei chronischen Verdauungsstörungen.

Wann ist Yoga nicht gut für mein Kind?

Bei vollem Magen, voller Blase oder Darm, bei Hunger und Durst, bei Erschöpfung, bei Fieber und Erkältungen, bei akuten Krankheiten, bei Verletzungen des Bewegungsapparats.

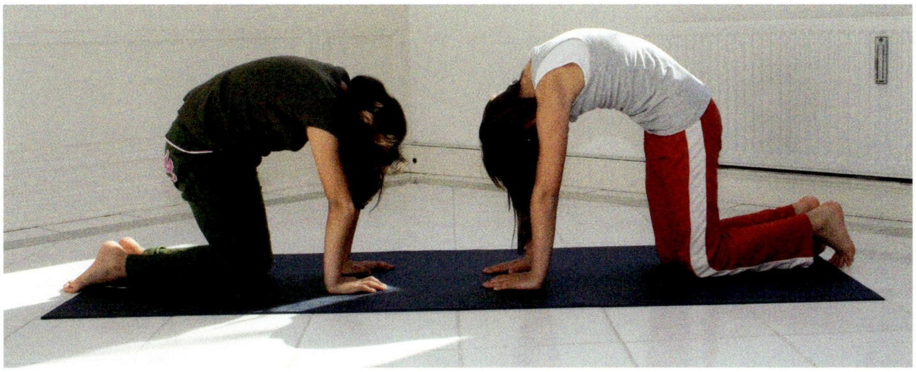

Katzenbuckel – gut für den Rücken

Kranke Kinder ayurvedisch behandeln

Eine heiße Stirn, das Essen bleibt liegen, ein müder Blick und Nörgeln oder Geschrei ohne Grund. Auch wenn noch keine bestimmte Erkrankung benannt werden kann, so steht doch fest, dass irgendetwas mit Ihrem Kind nicht stimmt.

Seien Sie aufmerksam für diese kleinen Symptome. Sie lassen sich leichter und sanfter behandeln als eine »richtige« Krankheit. Wenn Sie rechtzeitig einlenken, kann Ihr Kind schnell wieder gesund werden. Und Sie ersparen ihm möglicherweise die Einnahme starker Medikamente mit einer Reihe von Nebenwirkungen. Im Ayurveda ist es vorrangig, die körpereigene Selbstheilung zu unterstützen. Das kann erfolgen, wenn der erkrankte Organismus nicht weiter belastet wird.

Lassen Sie Ihr Kind lieber einmal ausruhen, auch wenn es in den Kindergarten oder in die Schule müsste. Geben Sie ihm stärkende Kräuter und nährstoffreiches, leicht verdauliches Essen, vor allem verzichten Sie auf Nahrungsmittel, die den Krankheitsprozess beschleunigen. So fördern Käse, Quark und Joghurt die Schleimbildung und verschlimmern Erkältungen oder Husten. Auch Süßigkeiten, Rohkost und Fleisch belasten den Körper, weil sie schwer verdaulich sind. Saure Nahrungsmittel wie Tomatensauce, Essig oder saures Obst irritieren den geschwächten Körper. Außerdem gedeihen manche Erreger besonders gut in saurem Milieu.

Um die Gesundung Ihres Kindes zu beschleunigen, sollten Sie ihm einige Tage wenig und leicht verdauliches Essen wie Haferbrei, Gemüsebrei, Obstkompott, Nudeln oder Reis mit Dal (Mungbohnen) geben. Außerdem sollte das Kind viel trinken. Brühe, warmes Wasser oder Tees reinigen den Körper.

Aus ayurvedischer Sicht werden so die Selbstheilungskräfte des Körpers aktiviert. Auf die verminderte Nahrungszufuhr reagiert der Körper mit Erhöhung seines Verdauungsfeuers (Agni) und verbrennt auf Zellebene körpereigene Reserven, um Energie zu gewinnen. Nebenbei werden auch Giftstoffe verbrannt wie Stoffwechselgifte von Bakterien und anderen Erregern. Um diesen Prozess zu fördern, geben wir erhitzende und verdauungsstärkende Kräuter und Gewürze wie Pippali (langer Pfeffer) und Ingwer.

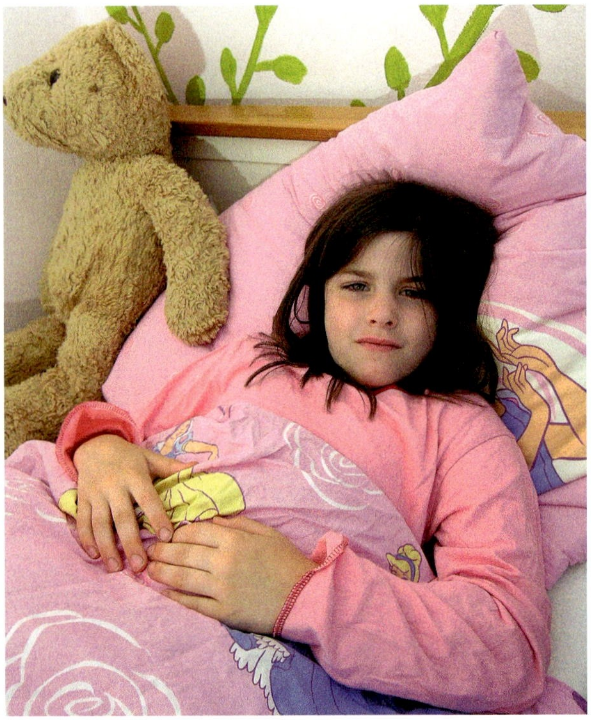

Lieber mal ausruhen …

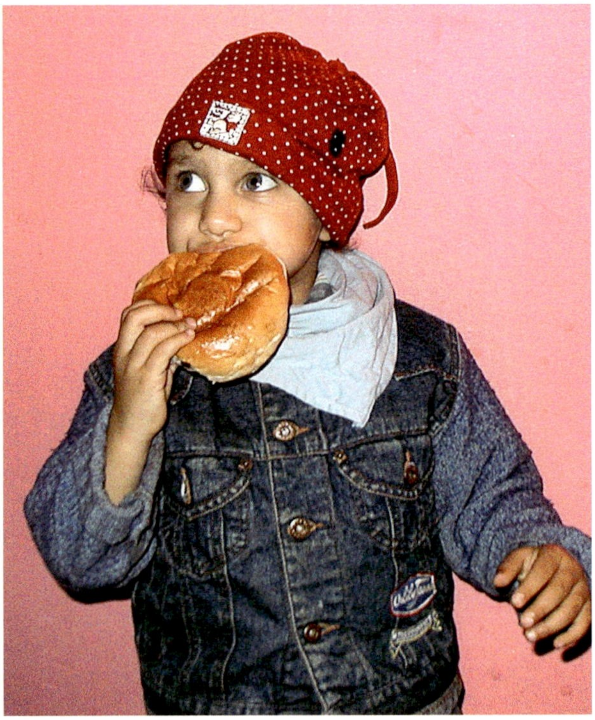

Weißmehl fördert Verschleimung.

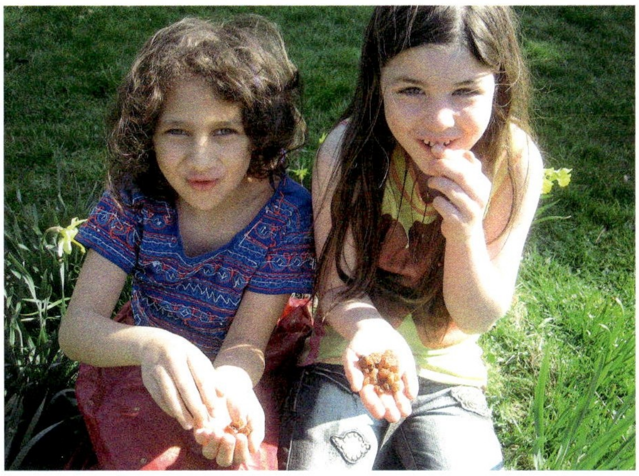
Rosinen statt Süßigkeiten.

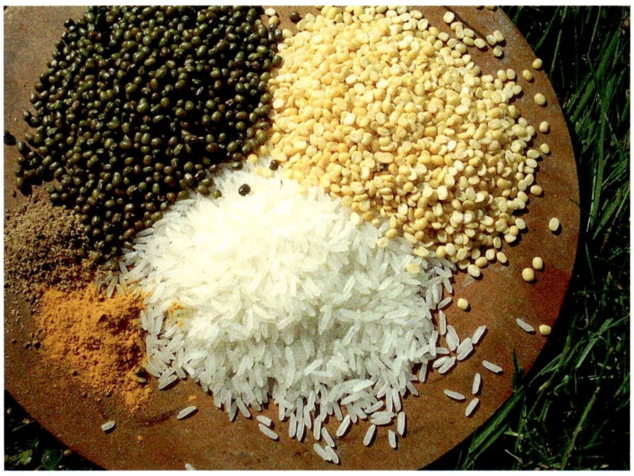
Leicht verdaulich – Reis, Mungbohnen und Gewürze.

Entstehung von Krankheiten aus ayurvedischer Sicht

Im Ayurveda gibt es sechs Krankheitsstadien, die unbehandelt ineinander übergehen können. Je früher die Behandlung beginnt, umso eher besteht eine Chance auf Heilung.

Zunächst bringen bestimmte Auslöser die Doshas in ein Ungleichgewicht. Die Doshas sammeln sich an bestimmten Stellen (Vata im Dickdarm, Pitta im Dünndarm und Kapha im Magen), die ersten Symptome treten auf: Blähungen bei Vata, Sodbrennen bei Pitta, Völlegefühl und Druck im Bauch bei Kapha. Werden sie weiter provoziert, dehnen sich die Doshas auf benachbarte Körperregionen aus. Irgendwann treten sie auch ins Blut über, wo sie sich bevorzugt an schwachem Gewebe absetzen und sich mit ihm verbinden. Die Krankheit wird manifest, zum Beispiel an Gelenken, die anschwellen und schmerzen oder an der Haut, die juckt oder gerötet ist. Das befallene Gewebe verliert zunehmend an Funktion, bis es langsam abstirbt. Im letzten Stadium wird Gewebe zerstört wie bei einem Magengeschwür oder einem bösartigen Tumor.

Für die Entstehung vieler Kinderkrankheiten wie Infektionen ist die allgemeine schwächere Verdauungskraft (Agni) bei Kindern verantwortlich. Zu viel und schwer verdauliches Essen überfordern die Verdauungskraft des kleinen Menschen. Magen, Dünndarm, Bauchspeicheldrüse, Leber und Galle sind noch in der Entwicklung und kommen nicht mit den Mengen an Frittiertem, Milchprodukten oder Süßigkeiten zurecht. Es kommt zur Fehlverdauung und zur Bildung von klebrigen, übel riechenden Substanzen, die im Ayurveda Ama genannt werden.

Mit der Zeit sammelt sich das Ama im Darm an. Es kommt zu Blähungen, Verstopfungen und stinkendem Stuhlgang, der sich schwer abputzen lässt.

Gelangen die Amapartikel ins Blut, verteilen sie sich im ganzen Körper, besonders gern in engen Kanälen wie den Nasennebenhöhlen. In diesem klebrigen Milieu finden Krankheitserreger wie Bakterien und Viren besonders günstige Bedingungen sich zu vermehren, um sich dann im Körper auszubreiten. Sind auch noch die klimatischen Bedingungen günstig, reichen wenige Erreger aus, um einen Infekt auszulösen.

Vitamine, Mineralien und Spurenelemente

Ohnehin ist die Immunabwehr bei Kindern schwächer als bei Erwachsenen, da sie sich erst noch entwickeln muss. Daher sind Vitamine, Mineralien und Spurenelemente in der Kindheit besonders wichtig, um die Abwehrvorgänge des Körpers gegen die Vielzahl von Erregern zu aktivieren. Außerdem sind sie für den Umbau von Nährstoffen verantwortlich und für Reinigungsfunktionen in Zellen und im Gewebe. Ohne Vitamine, Mineralien und Spurenelemente lagern sich Stoffwechselendprodukte und Gifte ab,

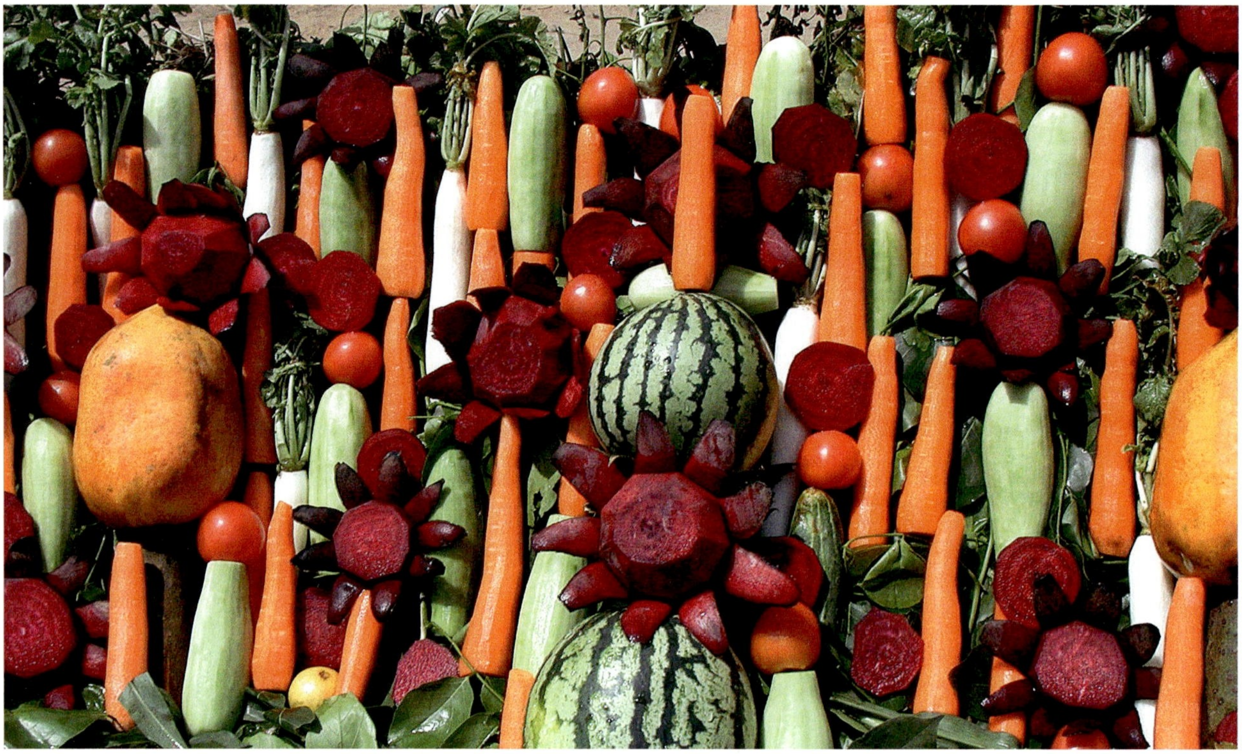

Gemüse macht lustig.

die wiederum das Gewebe belasten und den Körper für Krankheiten anfällig machen.

Angeblich ernähren sich Kinder im Westen zu gut, um an einem Mangel zu leiden. Leider ist die Ernährung oft einseitig und schwer verdaulich. Was nutzt die sonst so gesunde Rohkost, wenn der kindliche Organismus die Nährstoffe mangels Verdauungskraft nicht aufspalten kann? Oder, wenn sie im klebrigen Ama gebunden sind, weil sich neben der gesunden Kost noch Mengen an fehlverdauten Süßigkeiten anlagern? Außerdem sind unsere Kinder hier im Dauerstress, und das, so zeigen neuere Studien, erhöht den Verbrauch der Vitalstoffe im Organismus.

Zwar kannten die alten Ayurveden nicht die chemischen Bezeichnungen, haben aber trotzdem die richtige Lösung: eine nährstoffreiche, aber leicht verdauliche Ernährung und ein ruhiges Leben sowie Entspannung durch Yoga. Sie sollten Ihrem Kind vorbeugend auch täglich Nahrungsergänzungsmittel auf natürlicher Basis geben. Ein gutes ayurvedisches Mittel, das Kinder lieben, ist Chyvanprash, eine Paste aus Amla-Mus und 36 Kräutern, die die Verdauung aktivieren und das Immunsystem anregen. Die europäische Variante hierfür wäre Kräuterblut oder Quickblut, ein Eisensaft mit Fruchtextrakten und Vitaminzusätzen. Hat das Kind zu viel Ungesundes gegessen, sollten die nächsten Mahlzeiten ausfallen oder reduziert werden. Verdauungsfördernde Tees mit Ingwer, Pfeffer, Fenchel, Anis und Kümmel beugen der Amabildung vor. Ältere Kinder können auch Trikatu mit Honig nehmen (Pulver aus Pfeffer, Pippali und Ingwer).

Ayurvedische Reinigung

In hartnäckigen Fällen müssen die erhöhten Doshas und Amaablagerungen aus dem Körper ausgeleitet werden. Hierfür gibt es im Ayurveda spezielle Reinigungsanwendungen und Kräutermischungen.

Kapha, das sich im Magen ansammelt, kann am schnellsten durch therapeutisches Erbrechen (Vamana) entfernt werden. Der gestaute Schleim ist oft die Ursache für hartnäckigen Husten mit Auswurf und sekundärer Besiedlung mit Bakterien sowie für chronische Krankheiten wie Heuschnupfen und Asthma. Für Kinder unter 14 Jahren ist diese Methode, bei der viel Flüssigkeit getrunken und mithilfe eines Brechmittels wieder ausgebrochen wird, ungeeignet. Sie können sich verschlucken. Ermutigen sie Ihr Kind aber, wenn es aus einem natürlichen Impuls heraus den Schleim erbricht. Das kennen wir auch von Spuckbabys, die das Zuviel an Milch von sich aus loswerden. Bei größeren Kindern kann aber einfaches Erbrechen auch unkompliziert durch Trinken von viel warmem Wasser ausgelöst werden.

Wenn Pitta erhöht ist, sammelt es sich im Dünndarm an und führt zu Verdauungsstörungen wie Durchfall oder Brennen im Bauch. Erhöht sich Pitta noch weiter in Verbindung mit Ama, kann es zu Infektionskrankheiten mit Fieber oder rötlichen Hautausschlägen kommen. Bei Kindern hilft wiederholtes sanftes therapeutisches Abführen (Virechana) mit Kräutern, die pittareduzierend wirken, wie Triphala, nicht jedoch bei Babys, diese verlieren zu schnell Wasser und lebenswichtige Elektrolyte.

Bittere Stoffe wie Löwenzahn, Brennnessel, aber auch Haritaki und Bibhitaki vom Triphala haben blutreinigende und pittareduzierende Wirkung. Sie helfen, Gifte zu beseitigen und für Erreger das Blut ungenießbar zu machen. Hierfür gibt es Tees oder Säfte mit Bitterstoffen für Kinder.

Auch Schwitzen (Svedana) gehört zu den reinigenden Verfahren, am besten mit schweißtreibenden Kräutern wie Kamille und Lindenblüten. Beim Schwitzen werden auch überschüssiges Kapha und Ama reduziert.

Die anderen beiden ayurvedischen Reinigungsverfahren wie Nasenreinigung (Nasya) mit scharfen Ölen bei hartnäckigen Nasennebenhöhlenentzündungen und Aderlass (Raktamokshana) sind nicht für Kinder geeignet oder werden bei ihnen nur in Extremfällen angewendet.

Denken Sie bei schmerzhaften Gelenkschwellungen und Fieber oder Verschleimung der oberen Atemwege mit Verstopfung an Ama, das sich abgelagert hat. Durch Fasten und erhitzende Gewürze, wie Ingwer oder Trikatu, lassen sie sich am schnellsten auflösen.

Es gibt im Ayurveda die sogenannte Panchakarma-Kur – fünf ayurvedische Ausleitungsverfahren, die nacheinander oder einzeln die Sitze der Doshas und den gesamten Körper reinigen. Dadurch werden die erhöhten Doshas von ihrem angestammten Sitz und typischen Ausbreitungsorten abgeleitet. Dieses Verfahren ist nur im Extremfall bei größeren Kindern möglich.

Ayurveda und Impfungen

Aus ayurvedischer Sicht braucht ein Kind zum Aufbau seiner Immunabwehr keine schweren Infektionen, da es sich sowieso täglich mit tausend Erregern in der Atemluft auseinandersetzt. Wenn ein Kind sich entsprechend seiner Verdauungskraft ernährt und nach seinen Kräften lebt, dürfte es noch nicht einmal an hochansteckenden Infektionen wie Grippe oder Windpocken erkranken. Daher wären Impfungen nicht zwingend notwendig. Aus persönlicher Sicht rate ich aber zu den gängigen Impfungen. Wir haben auch eine moralische Pflicht gegenüber Kindern aus der Dritten Welt, die, wie in Afrika, noch an Masern sterben, weil ihre Immunabwehr geschwächt ist. Es ist gut, wenn als Folge des Impfprogramms diese Erreger auf der ganzen Welt ihren Schrecken verlieren würden. Außerdem können wir bei der heutigen Lebensweise nicht immer ausschließen, dass die Immunabwehr unserer Kinder unter dem Stress leidet und der Amastatus so erhöht ist, dass auch ein westliches Kind mit komplikationsreichen Folgen erkranken kann. Es gibt aber auch Kinder, die Impfschäden erlitten haben. Wahrscheinlich bestand zum Zeitpunkt der Impfung ein Ungleichgewicht ihrer Doshas, geringes Immunsystem und viel Ama, sodass der Impfstoff schädigend wirkte. Mein Rat: Lassen Sie Ihr Kind nur impfen, wenn es absolut gesund ist. Lassen Sie auch überprüfen, ob Ihr Kind Mehrfachimpfstoffe verarbeiten kann. Das Alter allein ist nicht entscheidend, sondern die individuelle Immunreife.

Krankheitsauslösende Faktoren

Was ein Kind krank macht, ist abhängig von seiner Grundkonstitution, den momentan vorherrschenden Doshas und dem Amastatus. Ein wichtiger Grundsatz im Ayurveda ist: Gleiches erhöht Gleiches, Gegensätzliches schwächt ab. So wird Pitta durch Hitze erhöht und durch Kälte gesenkt. Kühler Wind lässt Vata ansteigen, Wärme beruhigt es. Nebelwetter verstärkt Kapha, trockene Hitze löst es auf.

Allgemein sind es Ernährungs- und Lebensweise, Emotionen sowie Umweltbedingungen, die Ursachen für Gesundheit oder Krankheit sein können. Daneben gibt es noch genetische Faktoren, also angeborene Schwachpunkte, die ebenfalls durch äußere Umstände aktiviert oder verstärkt werden können, wie falsche Ernährung bei angeborenem Insulinmangel (Diabetes mellitus Typ 1).

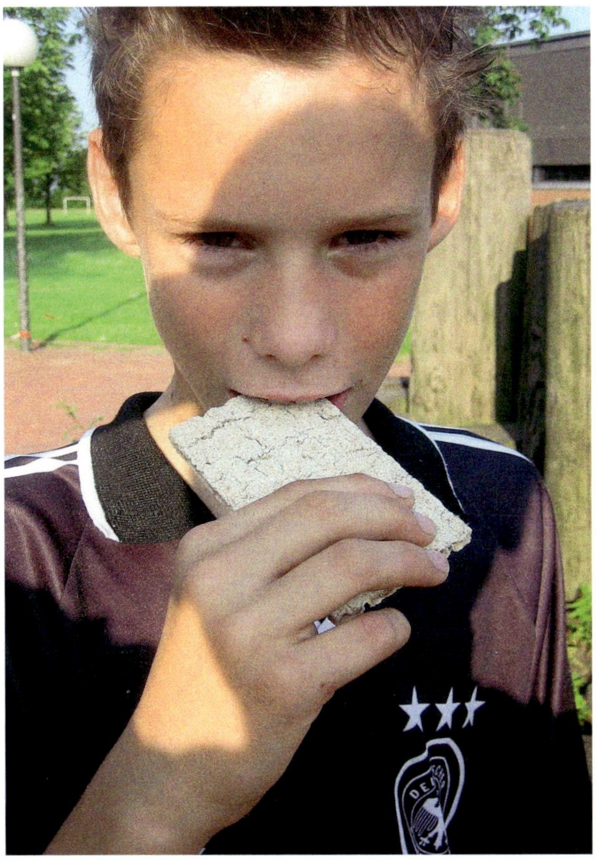

Trockenes Knäckebrot erhöht Vata.

Wodurch kommen die Doshas aus dem Gleichgewicht?

Vata

Nahrung: trockenes, rauhes, leichtes, kaltes, nährstoffarmes, unregelmäßiges Essen

Lebensweise: viel Bewegung und Stress ohne Ruhepausen, wenig Schlaf

Unterdrückung natürlicher Bedürfnisse wie Stuhlgang, Wasser lassen, Niesen, Husten und Gähnen

Klima und Jahreszeit: Wind, Kälte, Winter, Herbst, kalter Sommer

Pitta

Nahrung: saures, scharfes, extrem gewürztes, heißes Essen, Alkohol

Lebensweise: kämpferisch, ständig unter Leistungsdruck, exzessiver Sport

Klima und Jahreszeit: Hitze, Hochsommer

Kapha

Nahrung: viel süßes, schwer verdauliches, kaltes und gehaltvolles Essen

Lebensweise: wenig Bewegung, viel Schlaf

Klima und Jahreszeit: feucht-kalt im Frühjahr, Herbst und Winter

Kleine ayurvedische Symptomenlehre

Ein ayurvedischer Arzt weiß bei der Lokalisation und Eigenschaft eines Symptoms sofort die Dosha-Störung zu benennen. Das liegt daran, dass die Doshas bestimmte Funktionen im Körper und Einfluss auf die Entwicklung und Erhaltung bestimmter Gewebe haben. Ist ein Dosha erhöht, treten typische Symptome im Gewebe auf, deren Deutung auch von Ihnen erlernt werden kann. Die Behandlung ist einfach: immer mit den gegenteiligen Eigenschaften!

Gewebe und Organeinfluss der Doshas

Vata: Urogenitaltrakt, Verdauungstrakt, Dickdarm, Knochen, Nervensystem
Pitta: Dünndarm. Schweiß, Lymphe, Haut, endokrines System
Kapha: Brust, Kopf, Hals, Gelenke, Magen

Typische Dosha-Störungen und ihre Therapie

Vata
Schmerzen, meist stechend, Krämpfe, Steifigkeit, Taubheit und Lähmung im Bewegungsapparat, Trockenheit und Risse in Haut und Haaren, Zittern, Schluckauf, Herzrhythmusstörungen, Verstopfung, Angst, Hyperaktivität, Vergesslichkeit, Entwicklungsverzögerung, Gewebeabbau, Abmagerung

Vata-Therapie: mit nährenden, leicht verdaulichen, süßen, sauren, salzigen, öligen und erhitzenden Kräutern und entsprechender Nahrung sowie erwärmende Anwendungen wie Schwitzbäder, Massagen, Bäder und reinigende oder ölige Einläufe, die im Dickdarm, dem Sitz von Vata, harmonisierend wirken

Pitta
Hitze, Brennen, Schwitzen, Fieber, unangenehmer Körpergeruch, Sodbrennen, Durchfall, Gelbsucht, Anämie, Entzündungsneigung, Hautausschläge, Pickel, Abszesse, Aggressionen

Pitta-Therapie: mit süßen, bitteren, herben und kühlenden Kräutern und entsprechender Nahrung sowie therapeutisches Abführen und Ausschwitzen der Hitze

Kapha
Übermäßige Schleimbildung, Ödemneigung (Wassereinlagerung im Gewebe), Fettleibigkeit, Verdauungsschwäche, Verstopfung, Tumorbildung, Schläfrigkeit, Antriebslosigkeit, Juckreiz

Kapha-Therapie: mit reduzierenden, scharfen, heißen, rauhen und bitteren Kräutern und entsprechender Nahrung und erhitzenden Anwendungen wie Schwitzbäder, trockene Massagen, Nasya und therapeutisches Erbrechen, das den Schleim aus dem oberen Atem- und Verdauungstrakt leitet

Ayurvedische Kinderheilkunde

In diesem Kapitel werden die Erkrankungen besprochen, die am häufigsten bei Kindern vorkommen und ayurvedisch gut zu behandeln sind. Je nach Alter des Kindes, Konstitution und Schwere der Erkrankung können Sie es zunächst mit ayurvedischen Mitteln selbst behandeln. Dabei gilt: je jünger, umso empfindlicher und umso eher müssen Sie einen Arzt hinzuziehen. Bei schweren Krankheiten kann die ayurvedische Behandlung die schulmedizinischen Maßnahmen begleiten und so die Ausheilung beschleunigen, auch wenn Ihr Kind Antibiotika, Cortison oder andere starke Medizin benötigt.

Hautkrankheiten bei Kindern

Im Ayurveda haben Hautkrankheiten (Kustha) keinen Namen, sondern werden nach ihren vielfältigen Erscheinungen benannt. Rötung, Entzündungen und Eiter kommen von erhöhtem Pitta, Trockenheit von Vata, dicke hornige Beläge, Juckreiz und weißliche Beläge von Kapha. Entsprechend dem vorherrschenden Dosha wird behandelt. Die Ursache für Hauterscheinungen liegt in einer Übersäuerung des Körpers durch saure Lebensmittel, durch Fertigprodukte, die Säuren wie Phosphate enthalten, und Schwächung von Agni durch negative Emotionen. Dieses saure Pitta manifestiert sich an der Haut, obwohl die Ursache im Verdauungssystem liegt. Sind alle Doshas betroffen, wie bei ausgeprägter Schuppenflechte, sollte über eine leichte Form der Panchakarmakur nachgedacht werden.

Allgemeine Diät: Pitta und Ama reduzieren, Blutreinigung

Saure, scharfe und fettige Lebensmittel meiden, vor allem Käse, Joghurt, weißen Zucker, Frittiertes, Fertiggerichte, gekaufte Fruchtsäfte und Limonaden.

Gut sind süße und bittere, leicht verdauliche Lebensmittel wie gekochtes Getreide (Dinkelgrieß oder Nudeln), allgemein wenig Fette, etwas Ghee und Sesamöl ist erlaubt. Wir empfehlen gekochtes grünes Gemüse wie Zucchini, Brokkoli, Chicorée, Fenchel, Artischocken, Spinat und Bitterstoffe in grünen Blattsalaten.

Süßigkeiten nur noch aus dem Reformhaus wie Lakritze oder Gummibärchen. Die Basis sollte Honig oder brauner Zucker sein. Anstelle einer ganzen Schokolade können Sie Ihrem Kind etwas mit dünnem Schokoladenüberzug anbieten, beispielsweise Reiswaffeln, oder süße Früchte wie Äpfel, Birnen, Weintrauben und Melone. Sehr nahrhaft sind Trockenfrüchte. Nur selten Nüsse mit Ausnahme von Mandeln.

Kräuter und Gewürze für die Haut: Extrakte aus Neem, Guduchi, Amalaki und Manjistha. Triphala.

Tees mit Süßholz, Fenchel, Anis, Kümmel, Koriander, Brennnessel, Löwenzahn, Kamille, Milch mit Kardamom und Safran. Alle Kräuter können auch für ein Bad verwendet werden.

Ein spezielles Mittel gegen Erkrankungen der tieferen Hautschichten ist Kaishora Guggulu. Es sollte bei Kindern aber nur von einem erfahrenen ayurvedischen Arzt verordnet werden.

Allgemeine Therapie: bei Hautausschlägen vom Pitta-Typ therapeutisches Abführen mit Triphalapulver. In leichten Fällen reicht das Abführen einmal pro Woche, bei starker Rötung und lokaler Entzündung eventuell sogar täglich. Bei Mitbeteiligung von Vata sollte erst Pitta reduziert und abgeführt werden, dann Vata durch reinigende Einläufe mit Dashamula besänftigt werden, auf die täglich Sesamöleinläufe folgen. Dazu sollte ein ayurvedischer Spezialist konsultiert werden.

Erhöhung von Kapha sollte vor allem innerlich über Diät und scharfe erhitzende Kräuter wie Ingwer und Trikatu behandelt werden, lokal am besten mit Rizinusöl oder Senföl.

Dermatitis: Ekzeme jeder Art
Vata: trockene Ekzeme mit Tendenz zu Abschilferung, Verhornung
Pitta: gerötete überwärmte Hautstellen, eventuell mit eitriger Superinfektion
Kapha: teigige Hautpartien, bei leichtem Druck Dellenbildung, Knötchenbildung, Plattenbildung der Epidermis
Behandlung nach vorherrschendem Dosha.

Trockene Haut: Vata ist erhöht, entsprechend reduzierende Diät und Anwendungen. Milch-Olivenöl-Bäder im Verhältnis 1:5 (maximal ½ Liter Milch), tägliche Olivenölmassage der noch warmen Haut nach dem Duschen, eventuell Einläufe mit Sesamöl, in Extremfällen mit Rizinusöl.

Spezielle Hauterscheinungen und ihre Behandlung

Windeldermatitis: wahrscheinlich saure und scharfe Stoffe in der Nahrung der Mutter und somit in der Muttermilch oder in der Nahrung des Kindes

Akne: Hautveränderung, die von leichten Stippen bis hin zu Abszessen, meist im Gesicht, am Hals, im Nacken oder am Rücken beobachtet wird. Sie tritt häufig im Laufe der Pubertät, im Zuge der hormonellen Umstellung, auf. Ursache dafür ist eine übermäßige Pitta-Störung. Es ist kein Zufall, dass die Hautveränderungen vor allem in der Phase auftreten, in der das kindliche Kapha vom Pitta abgelöst wird. Kommen negative Emotionen, Stress sowie eine pittaerhöhende und amalastige Ernährung hinzu, bricht die Akne aus.

Therapie: Pitta und Ama reduzieren, Blutreinigung mit Bitterstoffen, Abführen

Lokale ayurvedische Anwendungen bei Akne: Gesichtsmaske mit Dashang Lep für 20 Minuten täglich

Paste aus Kichererbsenmehl und gerösteten Bockshornkleesamenpulver für entzündete Stellen, Paste mit Sandelholz oder Kurkuma

Gesichtsdampfbad mit Kamillentee, danach Gurkenscheiben auflegen

Hautpflege mit Aloe-vera-Gel

Neurodermitis: schuppiges trockenes Hautekzem, besonders am Übergang unterschiedlicher Hautzonen (Haaransatz des Nackens, Analbereich, Achselhöhle) und an den Innenseiten der Gelenke. Vata ist erhöht, vor allem durch unregelmäßiges Essen kalter und trockener Speisen wie Brötchen. Vata verstärkt sich auch bei Kummer. Juckreiz mit Bildung von hornigen Knötchen entsteht durch Ama oder irritierende Nahrung.

Therapie: siehe trockene Haut, außerdem Stressmanagement im Idealfall mit Yoga und Meditation

Schuppenflechte (Psoriasis): Betroffen sind alle drei Doshas, meist sind Pitta und Kapha dominant. Tritt auf an Ellenbogen, Knien, Händen, an der Kopfhaut oder an verletzten Körperstellen. In komplizierten Fällen sind die benachbarten Gelenke entzündlich beteiligt. Grund aus ayurvedischer Sicht ist eine starke Verunreinigung des Blutes durch Ama und Erhöhung von Kapha-Dosha, das mit einer erhöhten Zellteilung reagiert und dadurch vermehrt Hautschuppen abstößt. Der Prozess wird durch Stress verstärkt. Tritt meist bei Jugendlichen auf.

Therapie: Wundervolle Ergebnisse erzielt man mit Panchakarma bei Jugendlichen. Alternativ kann Ihr Kind, am besten mit Ihnen gemeinsam, sogenannte Fastenwochen einlegen, während der Sie sich streng an die Diät halten, täglich Yoga machen, meditieren und Stress vermeiden. Geben Sie Ihrem Kind kein Fleisch, keine Wurst, keine Eier und keinen Käse. Wirksame ayurvedische Präparate sind Kaishora Guggulu und Manjisthadi, sie wirken besonders gut, wenn die Scrotas im Verdauungstrakt und in der Haut offen sind.

Allergische Erkrankungen

Im Ayurveda gibt es keine Allergien. Es gibt nur Stoffe, die im Körper nicht verdaut oder adäquat ausgeschieden werden und gegen die sich der Organismus wehren muss. Allergische Reaktionen reichen von leichten Quaddeln bis zum anaphylaktischen Schock mit Antikörperbildung. Welche Reaktion auf ein Allergen folgt und wie ausgeprägt sie ist, ist abhängig von der Art des Allergens, des Dosha-Gleichgewichts und vom Amastatus. Es gibt Vata-, Pitta- und Kapha-Allergien. Manchmal sind auch alle drei Doshas betroffen. Grundsätzlich sollte das Allergen gemieden werden. Falls nicht anders möglich, sollte ein Kind in der akuten Phase besser die herkömmlichen Medikamente wie Antihistamine oder Cortison einnehmen, jedoch die ayurvedische Diät einhalten. Hat sich sein Organismus beruhigt, kann die Medizin langsam reduziert werden, und man kann ayurvedische Mittel einsetzen. Durch einen Al-

lergietest beim Kinderarzt können Sie die möglichen Allergene eingrenzen, um sie dann zu meiden.
Vata-Allergie: Blähungen, Niesen, Husten
Pitta-Allergie: Brennen, Temperaturerhöhung, Durchfall, Hautausschlag
Kapha-Allergie: Ödeme, Anschwellen von Gewebe, sofortige Schleimbildung

Nahrungsmittelallergien: Häufigste Ursachen sind unverträgliche Kombinationen wie Milch oder Milchprodukte mit Salz, Früchten oder Fleisch. Typische Beispiele sind Erdbeermilch und Schinkenbrot mit Kakao. Wenn plötzlich eine Allergie gegen Erdbeeren auftritt, ist das nur eine Reaktion des Körpers auf den Missbrauch, der mit der Frucht betrieben wurde. Typisch sind Blähungen und Magenschmerzen (Vata) sowie Durchfall und Hautausschläge (Pitta) unmittelbar nach dem Essen.

Behandlung von Nahrungsmittelallergien:
Wenn das Allergen bekannt ist, meiden Sie es. Die medizinischen Allergietests sind hilfreich, noch besser ist es für Ihr Kind, ein Nahrungsmitteltagebuch zu führen. Es soll ihm verdeutlichen, ob sich unter bestimmten Speisen die Symptome verschlimmern. Außerdem sollte durch eine reduzierte Diät Ama abgebaut werden. Bei Säuglingen, die noch gestillt werden, muss die Mutter Diät halten.

Diät: einige Tage nur leicht verdauliche Kost wie Suppen, gekochtes Gemüse, Hafer- oder Dinkelbrei. Ihr Kind muss in dieser Zeit auf Milch, Fleisch, Nüsse und Süßigkeiten verzichten. Keine fermentierten oder fertigen Lebensmittel. Gut sind erhitzende Kräuter und Gewürze wie Ingwer, Pippali oder Pfeffer.

Anwendungen: Abführen kann Wunder bewirken, denn die angestauten Allergene werden schnell aus dem Darm geleitet. Vielleicht kriegen Sie Ihr Kind dazu, Triphala oder Rizinusöl einzunehmen.

Allergische Hautausschläge: Es helfen blutreinigende, bittere Tees, am besten mit Neem und Löwenzahn, Enzianwurzel, Klette und Manjistha. Auf die Haut können Aloevera-Gel und Süßholz- oder Neemtee aufgebracht werden.
Heuschnupfen: Pollen oder Gräser verursachen eine Art Erkältung ohne bakterielle Infektion. Der Körper reagiert mit Abwehr, wenn sie durch zu viel Schleim (Ama/Kapha) in der Nase nicht wieder ausgeatmet werden können. Die Abwehrreaktion zeigt sich mit allen drei Doshas: Kapha mit wässrigem Schnupfen und juckenden Augen, Pitta mit brennenden Augen, Vata mit Niesen.

Diät: Geben Sie Ihrem Kind keine kaphaerhöhenden Speisen oder solche, mit denen es garantiert Ama produziert, wie herkömmliche Süßigkeiten oder Milch-Frucht-Produkte, keinen Käse, Joghurt oder Quark, keine Fertigprodukte, keine Weißmehlbrötchen. Vor allem überzeugen Sie Ihr Kind, Milch getrennt von anderen Nahrungsmitteln zu trinken. Es sollte abends nur Suppen essen und morgens gekochtes Getreide. Ab dem zweiten Lebensjahr können Sie auch für einige Tage auf Kuhmilch verzichten, Reismilch ist ein guter Ersatz. Sie können Ihrem Kind scharfe Gewürze wie Ingwer, Pippali, Pfeffer, Senfsamen und Knoblauch ins Essen geben. Achten Sie aber darauf, dass es keine Magenschmerzen bekommt.

Ayurvedische Anwendung: Die beste Behandlung wäre, das Kapha im oberen Atemtrakt durch therapeutisches Erbrechen zu entfernen. Das geht bei kleineren Kindern aber nicht wegen der Erstickungsgefahr. Daher wären Fastenwochen in der Osterzeit oder vor dem Pollenflug und der Pflanzenblüte gut. Es steigert das Agni und reduziert Kapha/Ama. Für ältere Kinder ist das Wassererbrechen eine gute Soforthilfe. Inhalationen mit Selleriesamen (Ajwan) und in der akuten Phase täglich mehrmals Pranayama mit verlängerter und verstärkter Ausatmung und verkürzter Einatmung, außerdem morgendliche Nasenspülungen mit Salzwasser.

Urtikaria (Sitapitta): allergische Reaktion, die mit Quaddeln und Juckreiz einhergeht, die Doshas Kapha und Pitta sind erhöht. Dusya: Rasa und Tvak.

Meist verstärken Ama und negative Emotionen das Krankheitsbild. Häufige Reaktion auf Nüsse und Meeresfrüchte sowie Alkohol.

Therapie: kapha- und pittareduzierende Maßnahmen, einige Tage leichte Diät, Stressreduktion. Manjisthadi und Guggulu sind hilfreich sowie Bitterstoffe und Pippali.

Milchallergie oder nicht

Viele Mütter im Westen haben den Eindruck, dass ihre Kinder auf Kuhmilch allergisch reagieren. Das widerspricht der ayurvedischen Sicht, da Milch für die Ernährung eines Menschen unbedingt erforderlich ist. Ich habe die Erfahrung gemacht, dass Kinder, die Milch in Deutschland nicht vertragen, in Indien oder im Urlaub in den Alpen kein Problem haben. Wahrscheinlich werden die Kühe hier falsch gefüttert, zum Teil auch mit Fischmehl, sodass ihre Milch schwer verdaulich ist. Alpenkühe dagegen fressen nur das, was auf der Wiese wächst. Im Idealfall sind es auch bittere Kräuter, die die Milch leicht verdaulich machen. Grundsätzlich ist Ziegenmilch leichter verdaulich und bei erhöhtem Kapha für Kinder ideal. Stutenmilch ist sehr nährend. Sie ist vor allem für untergewichtige und unterentwickelte Kinder gut. Sojamilch ist kein Ersatz, ihr fehlt es an lebenswichtigen Aminosäuren, die für Wachstum und Entwicklung, insbesondere des Gehirns eines Kindes, aber wichtig sind. Schließen Sie bei Unverträglichkeit einen Lactasemangel bei Ihrem Kind aus. Es ist möglich, lactasefrei Milch zu verwenden. Außerdem machen 1–2 Teelöffel Chyvanprash die Morgenmilch in den meisten Fällen verträglich, eben, weil es Kräuter enthält, die die Verdauung fördern. Lassen Sie Ihr Kind die Milch separat trinken. Obst, Getreide und Eiweiß sollten erst eine Stunde später verzehrt werden. Pulvermilch ist aus ayurvedischer Sicht nur erlaubt, wenn die Mutter selbst nicht stillen kann. Sie enthält zu viele Amastoffe und erhöht Vata aufgrund der primär trockenen Eigenschaften.

Erkrankungen der Atemwege

Wenn Ihr Kind häufig zu grippalen Infekten neigt, ihm ständig die Nase läuft und es viel hustet bis hin zum Asthmaanfall, dann steckt meist ein erhöhtes Kapha und Ama dahinter. Vergessen wir nicht, dass die Kindheit die Kapha-Phase ist und eine leichte Erhöhung bereits Symptome auslöst, vor allem bei Kindern mit engen Luftwegen. Für sie heißt es, konsequent kapha-/amareduzierende Diät und Lebensweise einzuhalten, vor allen bei Kapha-Wetter, egal zu welcher Jahreszeit. Gesellt sich Pitta hinzu, kommt es zu fieberhaften Infektionen, bei Vata sind Husten und Niesen verstärkt, außerdem krampfhafter Husten, den wir von Keuchhusten oder Asthma kennen. Im Ayurveda gehen wir davon aus, dass infizierter Schleim aus der Nase in die Bronchien läuft und dort eine lokale Reaktion der tieferen Atemwege auslöst. Behandelt werden muss in erster Linie die Verdauungsschwäche durch leicht verdauliche Nahrung und verdauungsfördernde Kräuter und Gewürze, die Agni steigern. Pranayama-Übungen sind gut, um die Atemwege zu reinigen.

Erkältungsvorsorge

Reiben Sie Ihrem Kind morgens einen Tropfen Sesamöl in jedes Nasenloch. Es schützt die Schleimhaut vor bakteriellen Infektionen besonders bei Menschenansammlungen.

Erkrankungen des Nasenraums/Rhinitis (Nasaroga): Niesen und Husten durch Ama, viel Reden, Staub, Pollen und andere Reizstoffe, Zorn, Kälte, heftiges Weinen. Vata ist erhöht und mobilisiert die übrigen Doshas. Meist besteht ein dumpfes Kopfgefühl, und der Rachen ist irritiert durch Ama/Kapha.

Vata: verstopfte Nase mit wässrigem oder serösem Sekret, Geschmacksverlust, trockene Kehle, trockener Husten, Heiserkeit, Frieren, Schwäche

Pitta: eitriger Schnupfen mit Fieber, Hals- oder Mandelentzündung

Kapha: weißer dicker Schleim und Schwere im Kopf, oft auch Schwellung der Lymphknoten am Hals

Therapie: Ama- und Dosha-Reduktion, fasten, viel warmes Wasser trinken, herkömmliche Nasentropfen wie Xylometazolin können kurzfristig verabreicht werden, damit das Kind schlafen kann. Bei ständigem Gebrauch von Nasentropfen wird der Schnupfen jedoch chronisch. Inhalationen mit Ajwan oder Kochsalz lösen den Schleim. Bei sehr dickem Schleim hilft die innere Anwendung mit Kalmus und Vasa sowie Trikatu mit Honig. Bringen Sie

Ihrem Kind bei, bewusst durch die Nase ein- und auszuatmen, nicht durch den Mund.

Schwitzbäder sind bei grippalen Infekten mit beginnendem Fieber angezeigt. Geben Sie Ihrem Kind dafür viel schweißtreibenden Tee mit Kamillen- oder Lindenblüten und legen Sie es mit dicken Decken ins Bett. Entzündungshemmend bei bakterieller Infektion wirkt die Einnahme von drei gedünsteten Knoblauchzehen.

Ajwan-Inhalation

Nehmen Sie auf 1 Liter kochendes Wasser 1 Esslöffel Ajwan (Selleriesaat) und lassen Sie Ihr Kind damit 2- bis 4-mal täglich inhalieren. Zusätzlich kann diese Lösung auch als Tee getrunken werden. Ajwan ähnelt in seiner Zusammensetzung dem Thymian, daher können Sie bei Erkältungen auch verstärkt frischen Thymian einsetzen.

Sinusitis: Nebenhöhlenentzündung von Nase, Stirn und Kiefer. In diesen feuchten warmen Höhlen gedeihen Bakterien besonders gut auf dem Amaschleim. Meist leiden die Kinder an chronischen Erkältungen, die sich unbehandelt auf die Nebenhöhlen ausweiten. Behandelt werden muss das schwache Agni.

Diät: wie bei Heuschnupfen. Auch bei kleinen Kindern sollte ab und zu eine Milchmahlzeit ausgelassen und ein paar Tage mit Brühe und wässrigem Brei gefastet werden. Trikatu, wenig Guggulu, Ingwer können Sie ins Essen mischen, zum Beispiel in einen kleinen Gemüsebratling, in dem der Geschmack der ayurvedischen Mittel nicht so intensiv ist.

Therapie: wie bei Schnupfen und Heuschnupfen.

Nasenpolypen: Zu viel Ama und Kapha lassen lymphatisches Gewebe in der Nase proliferieren, bis es die Atemwege verlegt. Das Kind ist häufig erkältet, meist mit Beteiligung der Ohren. Das ständige Schnarchen mindert die Schlafqualität, sodass die Kinder häufig müde, wenig leistungsfähig und schlecht gelaunt sind.

Therapie: Sind die Polypen zu groß, müssen Sie operativ entfernt werden. Ansonsten kann eine kapha-/amareduzierende Diät versucht und Triphala Guggulu und Trikatu gegeben werden. Leiten Sie Ihr Kind immer wieder an, durch die Nase ein- und auszuatmen. Außerdem morgens jeweils 1 Tropfen Sesamöl in jedes Nasenloch geben, und Inhalationen beruhigen das lymphatische Gewebe.

Husten (Kasa): Trockener Husten ist ein Vata-Symptom, bei weißem schleimigen Auswurf ist Kapha erhöht, eitriger Auswurf spricht für Pitta. Schauen Sie sich die Sekrete Ihres Kindes immer genau an, Sie können daraus Rückschlüsse ziehen, welche Doshas erhöht sind.

Therapie: doshaorientiert. Bei trockenem Husten sind warme ölige Flüssigkeiten gut wie Milch mit Honig. Nasentropfen mit Sesamöl, Inhalation mit Ajwan, Lakritze lutschen, Süßholzpulver oder Tee. Bei schleimigem Auswurf hilft Honig in kleinen Mengen, Ingwer, Trikatu, Hustensaft aus Thymianextrakt oder Zwiebelsaft mit braunem Zucker. Wenn Ihr Kind den Schleim erbricht, lassen Sie es zu. Besser kann der verschleimte Atemtrakt nicht gereinigt werden.

Ayurvedisches Hustenmittel für Kinder

20 g Pippalipulver
5 g Zimtpulver
40 g brauner Zucker
40 g Rosinen
40 g Datteln
40 g Süßholzwurzelpulver

Alle Zutaten mit Honig vermischen und kleine Pillen daraus drehen (etwa 500 Stück, über ein Jahr haltbar). Sie können auch 40 g Sitopaladipulver und 40 g Balachaturbhadra hinzufügen und die Pillen mit bunten Zuckerperlen ansehnlicher machen.

Asthma bronchiale (Svasa): Immer häufiger erkranken auch Kleinkinder an Asthma, das zu akuter Atemnot führen kann. Meist gehen Verdauungsstörungen und chronische Erkältungen voran, die unbehandelt die Bronchien angreifen und zu einer überschießenden Schleimbildung und Verkrampfung führen. Häufig sind Kinder betroffen, deren Mütter in der Schwangerschaft geraucht haben oder

deren Eltern nach der Geburt im Haus rauchen. Ihre Atemwege sind ohnehin gereizt, Amaablagerungen oder andere Reizstoffe führen zum Anfall.

Therapie: Diät je nach vorherrschendem Dosha wie bei Schnupfen, Heuschnupfen und Husten. Meiden des Allergens, kein Sport, keine Anstrengung. Kräuter wie Trikatu, Sitopaladi, Vaca, Vasa werden standardmäßig eingesetzt. Die ayurvedischen Maßnahmen können Sie trotz Inhalationssprays und Cortison anwenden. Regelmäßiges Pranayama und Ölmassagen des Brustkorbes unterstützen die Heilung. Vamana mit Wasser kann bei älteren Kindern durch einen erfahrenen Ayurvedaarzt versucht werden und gilt als Mittel der Wahl.

Heiserkeit (Svarabheda): Meist Folge eines generalisierten Infekts, durch Inhalation von Reizstoffen, viel Sprechen und Singen, falsche Atemtechnik. Erhöht ist Vata, das die Funktion der Vahasrotas wie Kehlkopf und Stimmbänder stört. Schleim kann die Stimmbildung bei erhöhtem Kapha beeinträchtigen oder Pitta durch Entzündung und eitrigen Belag.

Therapie: entsprechend den Doshas. Das Kind sollte einige Tage wenig sprechen und schon gar nicht schreien. Bei trockenen Stimmbändern Sesamöl in die Nase träufeln, bis es den Rachen herunterrinnt oder einen Tee- oder Esslöffel Ghee – je nach Alter des Kindes – langsam herunterschlucken. Schluckweises Trinken von Süßholztee oder Honigmilch oder Lutschen von Lakritze. Entzündungen können durch schluckweises Trinken von Kurkumawasser (½ Teelöffel auf ein Glas Wasser) behandelt werden, innerlich wirken Bitterstoffe, Guduchi und Triphala bei den Kleinen. Abführen mit Triphala ist das Mittel der Wahl, damit das saure Pitta von den Stimmbändern weggeleitet wird. Kapha lässt sich am schnellsten mit Trikatu und Honig auflösen. Inhalationen mit Ajwan.

Mandelentzündung (Tundikeri): Erst ist Kapha/Ama erhöht, dann steigt Pitta. Ursache ist meist zu saure oder amabildende Nahrung wie Pizza. Das lymphatische Gewebe nimmt durch Kapha zu stark zu, sodass es seine Funktion verliert und sich Bakterien ansiedeln können.

Therapie: Alles Säurebildende und Schwerverdauliche weglassen. Bei Kindern lindern Triphala Guggulu (bis zu 600 mg täglich), Tees mit Neem, Süßholz und Kurkuma 3–4 Tassen täglich und Sitopaladi mit Honig die Beschwerden. Gurgeln mit Kurkumawasser so häufig wie möglich. Operative Entfernung der Mandeln nur dann, wenn trotz Behandlung immer wieder bakterielle Infektionen auftreten und die Mandeln durch Vernarbung ihre eigentliche Schutzfunktion verloren haben. Immerhin gibt es im Rachen auch Lymphknoten, die diese Funktion übernehmen können. Ohne Nahrungsumstellung werden sich diese aber auch entzünden, bekannt als Seitenstrangangina.

Ohrenentzündung: Die Mundhöhle ist mit den Gehörgängen verbunden, um einen Druckausgleich zu schaffen. Sind Kapha und Pitta erhöht und besteht eine Rachenentzündung, kann sie ins Ohr übergehen.

Therapie: wie bei Tonsillitis. Das Kind darf nicht schwimmen gehen. Bei Trommelfellergüssen Zwiebeln klein hacken und mit einem Baumwolltuch hinter die Ohrläppchen des Kindes pressen. Besonders wirksam sind auch hier Triphala Guggulu und Sitopaladi. Man kann auch Knoblauchöl (Knoblauchsaft mit Sesamöl) in das erkrankte Ohr einbringen. Vorsicht: Bei chronischen Ohrenentzündungen an Polypen denken. Falls eine Infektion nicht ausreichend ausheilt, müssen Sie mit Ihrem Kind zum Arzt, der Ihnen ein Antibiotikum verschreibt.

Erkrankungen des Verdauungstrakts

Kinder haben eine empfindliche Verdauung und ein schwaches Agni, das sich noch entwickeln muss. Wenn wir das nicht berücksichtigen und ihnen Nahrung geben, die sie nicht verdauen können, kommt es früher oder später zu Verdauungsstörungen. Dass Ihrem Kind das Essen nicht bekommt, erkennen Sie daran, dass es direkt nach dem Essen müde wird und Bauchschmerzen, Blähungen oder Durchfall bekommt. Der Stuhl und die Winde sind übel riechend, es kann schlecht schlafen und hat Albträume.

Dreimonatskoliken: Derartige Beschwerden sind nicht normal. Es bedeutet, dass beim Baby Vata erhöht ist. Das gestörte Dosha nimmt das Kind über die Milch der Mutter

auf. Schädlich sind für Säuglinge auch eine unruhige Umgebung sowie hektische Eltern oder Geschwister.

Therapie: Liebe und Ruhe im Alltag. Stillende Mütter sollten ihr Vata diätisch reduzieren und Hingvastaka curna nehmen sowie reinigende und ölige Einläufe machen.

Reizdarm: Wechsel von Durchfall und Verstopfung, erhöhtes Ama und Vata. Meistens Verstärkung bei mentaler Anspannung wie vor Klassenarbeiten oder vor Schulbeginn. Ist Ihr Kind überfordert oder ängstlich, schaffen Sie ihm liebevolle Geborgenheit und lassen Sie es öfter einmal ausruhen.

Therapie: Fasten mit Reissuppen mit Mungdal oder Gemüsesuppen mit Nudeln, geriebener Apfel, Granatäpfel und Papaya, bei Durchfall wenig schwarzer Tee. Stressverarbeitung bei älteren Kindern durch Yoga oder autogenes Training.

Gewürzte Speisen mit wenig Pfeffer oder mildem Curry, vor allem Kreuzkümmel sind vorteilhaft. Triphala reguliert meist die Beschwerden, Brahmi hilft den Darm zu entspannen.

Verstopfung: Wenn Ihr Kind nicht regelmäßig morgens Stuhlgang hat, es drücken muss und als Resultat kleine harte Köttel absetzt. Vata ist erhöht. Es gibt verschiedene Gründe: Ihr Kind hat morgens keine Zeit und keine Ruhe zum Entleeren und geht erst nach dem Kindergarten oder nach der Schule auf die Toilette. Dann müssen Sie Ihr Kind früher wecken. Es trinkt zu wenig oder nur Wasser. Dann braucht es eher ölige Flüssigkeiten wie Milch, Brühe oder Suppen.

Blähungen: treten häufig auf, wenn man unverträgliche Nahrung zu sich nimmt oder ständig isst, bevor das vorausgegangene Essen verdaut ist. Vata-Dosha ist erhöht.

Therapie: Diät mit leicht verdaulicher Kost, alle paar Stunden kleine Mahlzeiten. Keine Zwischenmahlzeiten. Fenchel-Anis-Kümmel-Tee 3–4-mal täglich, nach dem Essen indisches Tabule kauen (Fenchelsamen mit Zuckerguss), Kinder lieben es. Hingvastak curna mögen sie hingegen wegen des penetranten Geruchs und des Geschmacks von Asafoetida nicht. Versuchen Sie es Ihrem Kind in würzigen vegetarischen Aufstrichen, in Leberwurst oder in kleinen Bratlingen versteckt zu geben. Bauchnabelmassagen mit Nelkenöl oder Senföl (Vorsicht bei Pitta-Haut) sind genauso wohltuend wie eine Wärmflasche auf dem Bauch.

Durchfall: weicher bis wässrig ungeformter Stuhlgang mehrmals am Tag mit erhöhtem Stuhldrang. Kleinkinder können den Stuhl nicht halten. Pitta ist erhöht, auch Ama kann sich angesammelt haben.

Therapie: Fasten mit Brühe, Reissuppe und gedünstetem Apfel mit geriebener Muskatnuss, Mangosamenpulver, Kutaj, Vidanga, schwarzer Tee. Bei Kleinkindern unbedingt Elektrolyte ausgleichen.

Übelkeit und Erbrechen: Kapha und Pitta sind erhöht. Oft tritt Übelkeit bei Kindern durch ein bevorstehendes unangenehmes Ereignis auf, also vatabedingt. Hinter den Symptomen kann eine Magenschleimhautreizung stecken.

Therapie: Diät, keine sauren oder irritierenden Speisen oder Getränke, auch nicht mit Mineralwasser. Tee mit Kardamom und Nelken, schwarzer Tee mit wenig braunem Zucker oder einer Messerspitze Chardi-Ripu-Pulver.

Magenschleimhautentzündung (Gastritis) und Sodbrennen: Im Westen klagen bereits kleine Kinder über Bauchweh und saures Aufstoßen, bevor sie in die Schule gehen oder nachdem sie einen sauren Saft getrunken haben. Ursache ist ein zu großer Konsum an pittaerhöhender Nahrung. Ursache können aber auch Sorgen sein, die selbst die Kleinen schon haben, zum Beispiel, wenn sich die Eltern nicht verstehen. Nehmen Sie diese Anzeichen ernst, und bleiben Sie konsequent mit der Ernährung, bis die Symptome eine Woche lang nicht mehr aufgetreten sind. Auch hier auf Verstopfung achten, sie würde den Heilungsprozess verzögern.

Therapie: Brühe, Milch, Ghee, brauner Zucker, Mungdal, Reis, Dinkelnudeln, Zucchini, Chicorée, Rote Bete (Rande), gedünsteter Apfel, süße Granatäpfel, Weintrauben, Kokosmilch und Amla-Mus. Gewürznelken, Kardamom, Fenchel, Anis, Süßholzwurzel, Lakritze können brennende Schmerzen sofort lindern. Gute ayurvedische Kräuter sind solche mit Bitterstoffen, Guduchi, Shatavari mit Milch eingenommen, Amalaki und Triphala.

Essstörungen: Wenn Ihr Kind häufiger das Essen verweigert oder sehr wählerisch ist, so kann dies eine Art Protest gegen das Verhalten der Eltern sein, denn die Kleinen wissen, womit sie ihre Familie am empfindlichsten treffen können.

Wahrscheinlich kommt es aus dieser Protesthaltung in der Pubertät zu der sogenannten Magersucht (Hungern) und Bulimie (Erbrechen der zuvor aufgenommenen Nahrung). Das betrifft vor allem Mädchen, die einerseits dadurch Aufmerksamkeit auf sich ziehen wollen, andererseits sich selbst nicht mehr wertschätzen. Ayurvedisch gesehen hungern sie so lange, bis Vata so ansteigt, dass das Entscheidungsvermögen für richtiges oder falsches Handeln (DHI) beeinträchtigt wird. Die Situation ist dann sehr ernst. Unbehandelt kommt es zu bleibenden Schäden oder sogar zum Tod.

Therapie: Gesundheitserziehung, das Kind bei der Essenszubereitung miteinbeziehen. Von ayurvedischer Seite empfehlen wir Yoga, Meditation und das Singen von Mantren sowie die Gabe von Brahmi und Johanniskraut in niedriger Dosierung. Schenken Sie Ihrem Kind viel Liebe und Aufmerksamkeit und, falls möglich, ändern Sie Ihr eigenes Leben. Auf jeden Fall müssen Sie sich an einen Arzt wenden.

Fettleibigkeit (Adipositas): Kinder mit Kapha-Konstitution nehmen am schnellsten zu, gleichzeitig auch ihre Gier, nicht nur beim Essen. Pitta-Kinder neigen zu Esssucht, wenn sie dauerhaft frustriert sind. Mit dem Pitta steigt auch der Heißhunger auf Süßigkeiten und Saures. Vata-Kinder nehmen im Allgemeinen trotz vielem Essen eher wenig zu. Außerdem kann der Nährstoffmangel bei amalastiger Nahrung den Körper noch mehr zum Essen treiben, vor allem zur Vorliebe für deftige und schwer verdauliche Speisen, was zu einem unglücklichen Kreislauf führt. Auf psychischer Ebene wollen auch Kinder Gefühle mit Essen kompensieren und sich selbst ein wohliges Gefühl verschaffen, was eigentlich Aufgabe der Familie ist.

Therapie: Diät nach ayurvedischer Art. Verzichten Sie bei Ihrem Kind auf Milchprodukte, Rohkost sowie frittierte und saure Lebensmittel. Lassen Sie Ihr Kind Milch trinken, ohne es dabei andere Speisen zu sich nehmen zu lassen, um der Amabildung vorzubeugen.

Kochen Sie vermehrt vegetarisch und mit verdauungsfördernden Gewürzen wie Zimt, Pfeffer, Knoblauch und Senfsamen sowie mediterranen Kräutern. Wenn das Essen lecker zubereitet wird, ist es egal, ob Fleisch oder ein Gemüsebratling auf dem Teller liegt. Gehen Sie von Frittiertem langsam zu Gekochtem über, von kompakten Schokoladenriegeln zu süßen breiigen oder flüssigen Speisen wie Pudding, Haferbrei, Kakao oder selbst gemachter süßer Kräuterlimonade mit Ingwer. Nehmen Sie Honig anstelle von Zucker, aber nicht zu viel. Honig ist auch schwer verdaulich. Oder süßen Sie mit Trockenfrüchten wie Datteln oder Feigen, backen Sie leckere Obstkuchen mit bunten Schokoladen- oder Zuckerstreuseln, ein bisschen Zukkerwerk darf ruhig dabei sein. Garnieren Sie Obstkompott mit Bio-Gummibärchen, die kann Ihr Kind wegen der Gelatine zum Knorpelaufbau gut gebrauchen. Verbote bringen nichts, eher die Einsicht. Vereinbaren Sie Zeiten und Gelegenheiten, wann es naschen darf und wie viel. Verdaut Ihr Kind die Nahrung richtig, wird es auch weniger Heißhunger haben.

Ganz wichtig sind ausreichend Bewegung und Schwitzen, um das Gewebeagni zu erhöhen, was überschüssiges Fett verbrennt. Kein Tagesschlaf. Yoga ist gut, um Kontrolle über die Gelüste zu bekommen und auf Zwischenmahlzeiten verzichten zu können.

Ayurvedische Präparate wie Trikatu und Triphala Guggulu sind gute Fatburner für Kinder. Verstopfung erschwert die Gewichtsabnahme, dagegen helfen Yogaübungen, Triphala und eingeweichte Pflaumen. Allerdings werden Sie mehr Erfolg haben, wenn Sie dem eigentlichen psychischen Problem auf den Grund gehen. Geben Sie Ihrem Kind Aufmerksamkeit, Liebe und Geborgenheit, unternehmen Sie viel gemeinsam und kontrollieren Sie Ihr eigenes Essverhalten.

Stoffwechselerkrankungen

Diabetes mellitus Typ 2: Diese Erkrankung tritt im Kindesalter immer häufiger auf. Aus der Anamnese heraus lässt sich der Grund dafür in jahrelanger einseitiger nährstoffarmer Ernährung mit viel weißem Zucker, Hefe und Mehl finden. Aus ayurvedischer Sicht sind die dauernde

Zufuhr von kaphaerhöhenden und amabildender Nahrung sowie Bewegungsmangel die wichtigsten Entstehungsursachen für diese Erkrankung, die mit der Zeit auch die Harnwege angreift. Nicht selten erleiden diese Kinder dann ein Nierenversagen und werden dialyseabhängig. Außerdem mindert der Nährstoffmangel das Immunsystem und fördert chronische Hautentzündungen und erhöht die Infektanfälligkeit. Das Gewebeagni ist stark vermindert. Sie leiden unter Müdigkeit, Gewichtsverlust, starkem Durst und müssen große Mengen Wasser lassen.

Therapie: Fasten mit kaphareduzierender Diät. Geben Sie Ihrem Kind vor allem keine Kartoffeln, kein Brot, keine Bananen, nichts Saures, keine Eier, keine Süßigkeiten aus industrieller Herkunft, keine Milchprodukte wie Käse, Joghurt und Quark. Das Essen sollte zu zwei Dritteln aus gekochtem Gemüse bestehen und zu einem guten Drittel aus Eiweiß wie Linsen und anderen Hülsenfrüchten, wobei Mungbohnen und Kichererbsen am besten sind. Wenig süßes Obst, bis auf Äpfel, Papayas und Rosinen. Insgesamt auch wenig Kohlenhydrate, bevorzugt Gerste, Roggen, Mais und Hirse, die zu selbst gemachten Fladen verarbeitet werden können. Erhitzende und bittere Gewürze und Kräuter sind gut, besonders Bockshornkleesamen und Zimt. Auch wenn es nicht gut schmeckt, geben Sie Ihrem Kind täglich einen Teelöffel Kurkumapulver entweder als Tee oder in leere Kapseln aus der Apotheke gefüllt. Ayurvedische Präparate sind Amalaki, Purnava und Gokshuradi Guggulu für die Nieren, Kaishora Guggulu für die Haut. Ansonsten gilt, wie bei Fettleibigkeit, vor allem Disziplin zu üben und schweißtreibenden Sport zu betreiben.

Diabetes mellitus Typ 1: eine Krankheit, die hervorgerufen wird durch angeborenen Insulinmangel, bedingt durch Vata-Erhöhung in der Schwangerschaft und im Kindesalter, was die Ausbildung der insulinproduzierenden Langerhans-Zellen verhindert hat. Die Kinder sind oft sehr dünn. Selten kann Diabetes mellitus vom Typ 1 auch durch eine Entzündung der Bauchspeicheldrüse bei Mumps auftreten.

Therapie: Nur wenn noch eine Restfunktion besteht, ist die ayurvedische Behandlung mit vataerhöhenden Maßnahmen sinnvoll. Stutenmilch eignet sich besonders gut.

Schilddrüsenerkrankungen sind aus ayurvedischer Sicht auch bei Kindern oft bedingt durch Ama und nachfolgende Antikörperbildung gegen das Gewebe (Autoimmunthyreoiditis). Das kann dazu führen, das zu wenig Schilddrüsenhormone gebildet werden, die dem Stoffwechsel dann fehlen. Die Kinder fallen auf durch abnorme Müdigkeit, Verstopfung, Gewichtszunahme, Begriffsstutzigkeit, Intelligenzabnahme, Wachstumsstörung, Depression und Einlagerung von Gewebewasser. Die Schilddrüse wird vom Gehirn aus weiter stimuliert, Hormone zu produzieren, das restliche Gewebe und Bindegewebe nimmt an Substanz zu. Diese knotige Umbildung wird Struma genannt. Ursache für dieses Geschehen ist erhöhtes Kapha und Ama. Es kann auch zu Knotenbildung kommen, bei der unabhängig von einer äußeren Stimulierung Hormone im Übermaß gebildet werden. Diese Kinder sind eher hyperaktiv, nehmen an Gewicht ab, haben innere Unruhe, Herzrasen und Durchfall.

Therapie: Die Behandlung bei Kindern ist eher kompliziert. Kanchanara Guggulu kann die Struma reduzieren, Pippali die Antikörperbildung und Zerstörung aufhalten. Hier sollte aber auf jeden Fall primär schulmedizinisch behandelt werden.

Bluterkrankungen

Bluterkrankungen, bis auf Anämien und Leukämien, sind im Kindesalter eher selten. Betroffen sind Pitta- und Rakta-Dhatu. Leukämien werden bei Kindern heutzutage schulmedizinisch mit guter Prognose behandelt. Pittareduzierende Maßnahmen können zusätzlich angewendet werden.

Anämie (Pandu): Sie entsteht bei Kindern durch zu saures Essen, vor allem durch die Mengen an Phosphaten, die sie durch Fertignahrung zu sich nehmen, und ihre Vorliebe für Tomaten, Joghurt, Käse und Süßigkeiten mit weißem Zucker und zu stark gewürztes Scharfes, besonders Kartoffelchips. Durch die Säure und Schärfe im Darm oder im Blut kann Eisen entweder nicht ausreichend resorbiert werden, oder das Eisen wird von den roten Blutkörperchen nicht aufgenommen. Außerdem kann es sein, dass weniger

rote Blutkörperchen gebildet werden. Wenn Ihr Kind blass aussieht, schnell müde wird, sich nicht mehr gut konzentrieren kann, häufiger erkältet ist und keinen Appetit hat, sollten Sie an einen Eisenmangel im Blut denken.

Therapie: pittareduzierende Diät, Ihr Kind sollte Saures und Scharfes meiden. Bittere Kräuter und eisenhaltige Fruchtextrakte sind schnell wirksam. Bevorzugt sollten Sie Ihrem Kind täglich Kraftbrühen, Leberwurst, wenig rotes Fleisch, rotes Gemüse wie Rote Bete (Rande) geben. Gut sind auch bittere Salate mit Nüssen, sofern Ihr Kind das verdauen kann. Zum Glück ist auch süß gut. Sie könnten Süßigkeiten auch selbst herstellen und mit braunem Zucker oder Trockenfrüchten süßen.

Häufige Erkrankungen des Bewegungsapparats

Motorische Entwicklungsverzögerung (Phakka): Wenn Ihr Kind mit einem Jahr noch nicht sitzen und mit zwei Jahren noch nicht laufen kann und sich zum Stehen hochziehen muss, sind die Schulmediziner oft ratlos. Im Ayurveda spricht das für eine ausgeprägte Vata-Erhöhung, die sich wahrscheinlich in der Schwangerschaft und in der Stillzeit oder im ersten Jahr entwickelt hat.

Therapie: nährende und vatareduzierende Diät mit Milch und Chyvanprash, gekochtes Getreide, Trockenfrüchte, Nussmehl sind gut.

Regelmäßige Ganzkörpermassagen mit Asvagandha oder Balaöl, am besten sind aber Mahanarayan Tailam, Dampfbäder und ölige Einläufe senken Vata.

Kräuter wie Kapikaccu, Brahmi, Bala, Asvagandha und Shatavari können oral gegeben werden, aber auch als Einlauf. Falls möglich, sind Yogaübungen auch bei den Kleinsten sehr effektiv. Täglich Chyvanprash mit Milch.

Kräutereinläufe: Nehmen Sie 400 Milliliter Wasser und 2 Teelöffel von Bala-, Asvagandha- oder Shatavari-Pulver oder der Pulvermischung und kochen Sie alles auf 100 Milliliter herunter. Abseihen und etwas Milch, Ghee und eine Prise Steinsalz dazugeben. Ihr Kind sollte beim handwarmen(!) Einlauf auf der linken Seite mindestens 20 Minuten still liegen bleiben. Passen Sie eine gute Zeit ab, zum Beispiel, wenn es müde ist. Danach kann Ihr Kind auf die Toilette gehen. Seien Sie nicht ängstlich. Einläufe kochen ist wie eine Suppe zubereiten, nur mit den Zutaten, die Ihr Kind braucht. Das kann an einem Tag ein Milcheinlauf sein, der sehr nährend ist, oder ein Rizinusöl enthaltender Einlauf, der das Vata am stärksten senkt. Fragen Sie vorher Ihren ayurvedischen Arzt, welche Kräuter er Ihnen empfiehlt. Seien Sie vorsichtig beim Einbringen des Bestecks, der kindliche Po ist äußerst empfindlich. Der Einlauf darf nicht zu heiß sein.

Progressive Muskeldystrophie: ist durch Vata bedingt und tritt im dritten bis siebten Lebensjahr auf. Die betroffenen Kinder zeigen eine Entwicklungsverzögerung der Motorik, die Muskeln bleiben schwach ausgebildet oder degenerieren im Schulalter. Meist müssen die Kinder mit zehn bis zwölf Jahren in den Rollstuhl und haben eine maximale Lebenserwartung von 20 Jahren, sie sterben meist an Atemstillstand. Die Erkrankung scheint genetisch bedingt zu sein. Aus ayurvedischer Sicht wird der Ausbruch der Krankheit durch erhöhtes Vata während der Schwangerschaft und im Kleinkindalter begünstigt. Zusätzlich kann der Appetit auf vataerhöhende Lebensmittel sehr ausgeprägt sein, was den Krankheitsprozess noch weiter beschleunigt. Außerdem neigen sie zu gehäuften Infekten der oberen Atemwege, da die Atemmuskulatur und die Atemhilfsmuskulatur schwinden.

Therapie: Eine Ernährungsumstellung auf vatareduzierende, nährende und nährstoffreiche Kost ist dringend erforderlich, um den Abbauprozess der Muskulatur zu stoppen und das Immunsystem gegen Infekte zu stärken. Milch und Ghee sind unverzichtbar. Ölanwendung und Dampfbäder sind sehr wirksam. Regelmäßige Massagen mit Mahanarayan, Narayan Tailam, Asvagandha oder Bala Tailam stärken die Muskulatur, Öleinläufe reduzieren Vata am effektivsten. Gute Kräuter sind Asvagandha, Bala, Shatavari, Guduchi und Pippali (steigert die Immunabwehr) sowie Chyvanprash. Wichtig ist die Stuhlregulation, denn durch den Bewegungsmangel leiden die Kleinen oft unter Verstopfung. Triphala oder Früchtewürfel können Abhilfe schaffen, achten Sie darauf, dass Ihre Kinder ausreichend trinken.

Verletzungen: Bei ernsthaften Fällen ist die Schulmedizin gefragt, ayurvedische Behandlungen dienen eher der Nachsorge und beschleunigen die Wundheilung. Das gilt vor allem nach Knochenbrüchen, wenn die Beweglichkeit eingeschränkt ist. Vorsichtige Massagen mit Murivennaöl und Rizinusöl sowie die Einnahme von Asvagandha und Bala kräftigen das Gewebe um die Knochen. Schlecht heilende Frakturen können mit Beinwellsalbe behandelt werden. Fragen Sie aber immer den Chirurgen, ob Massagen erlaubt sind.

Erkrankungen des Nervensystems

Plexusschäden: Sie sind bedingt durch Geburtskomplikationen wie einer Beckenendlage. Betroffen ist meist das Nervengeflecht der Arme oder des Halses, aber auch die anderen Extremitäten können betroffen sein. Die Kinder zeigen vollständige oder teilweise Lähmungen.

Therapie: Falls möglich, ist die operative Rekonstruktion der verletzten Nerven natürlich vorrangig. Ayurvedische Behandlungen können in der Nachsorge die Heilung fördern. Tägliche Ölmassagen mit Mahanarayan Tailam und vatareduzierende Diät und Lebensweise helfen Ihrem Kind.

Multiple Sklerose: Meist erkranken Jugendliche, manche haben nur einen temporären Sehverlust, klassisch mit Doppelbildern. Unter Cortison gehen die Beschwerden zurück, erst Jahre später treten erste Ausfallerscheinungen der Nerven auf. Schulmedizinisch handelt es sich um den Abbau der Nervenscheiden, ayurvedisch gesehen ist es eine Vata-Erkrankung. Bezeichnenderweise leiden diese Kinder viele Jahre unter Verstopfung und ernähren sich nicht gut, Milch mögen sie oft nicht.

Therapie: vatareduzierende Diät mit Milch und Ghee, regelmäßige warme Mahlzeiten und Getränke. Ebenso wichtig ist eine regelmäßige Lebensweise ohne erschöpfende Aktivitäten, mit viel Wärme und Ruhe. Regelmäßige Massagen mit warmem Öl sowie Öleinläufe können den Prozess aufhalten. Vor allem ayurvedische Reismassagen, für die Reis mit Bala-Dekokt gekocht und in die Haut einmassiert wird, stärken die schwachen Muskeln.

Das erreichen auch vatareduzierende Kräuter wie Bala, Asvagandha und Hingvastak curnam. Brahmi Ghrtam ist sehr effektiv zur Vatareduktion und um die Myelinscheiden der Nerven wieder aufzubauen. Gegen Verstopfung geben Sie am besten Triphala; wenn Ihr Kind auch ein erhöhtes Pitta hat, hilft nährendes Shatavari.

Herstellung von Brahmi Ghrtam

Brahmi Ghrtam (in Ghee verkochtes Brahmi) schmeckt scheußlich, ist aber sehr effektiv. Da dieses Mittel in Deutschland kaum zu bekommen ist, können Sie es selbst herstellen. Rühren Sie 2 Esslöffel Brahmipulver in 400 Milliliter Wasser, kochen sie es auf 100 Milliliter herunter, mischen Sie es dann mit fertigem Ghee und kochen es so lange, bis das ganze Wasser verdampft ist. Das kann einige Stunden dauern. Sie können auch eine größere Menge vorkochen. Für die Behandlung brauchen Sie dreimal täglich 1–2 Teelöffel.

Epilepsie: häufig Folge mangelnder Sauerstoffversorgung während der Geburt. Vata ist erhöht und hat Hirngewebe verändert. Bei Vata-Anstieg kommt es zu generalisierten oder lokalen Krämpfen (Grand-mal- und Petit-mal-Anfälle), oft frühmorgens um drei Uhr, wenn Vatazeit ist, durch Irritation der Sinne und Erschöpfung.

Therapie: vatareduzierende Diät und Lebensweise, kein Fernsehen, ruhige Lebensweise, Massagen und Einläufe. Bevorzugte ayurvedische Kräuter sind Brahmi, auch als Brahmi Ghrtam, Kalmus, Shankapuspi, Jatamansin und Tagara, die hirntonisch sind und die Bildung von Neurotransmittern begünstigen.

Kopfschmerzen: Ihre Ursache kann die Erhöhung aller drei Doshas sein. Bei Vata leiden die Kinder unter stechenden Schmerzen, die am Kopf wandern, vor allem, wenn sie in der Kälte bei Wind gespielt haben oder erschöpft sind. Bei Pitta sind es eher brennende Schmerzen in der Schläfenregion, nach zu viel Stress oder Anstrengung. Bei Kapha stehen Schwere und Druckgefühl im Kopf im Vordergrund, meist in Verbindung mit einer Sinusitis.

Therapie: abhängig davon, welches Dosha dominiert, in jedem Fall aber Ruhe. Bei Vata-Kopfschmerz helfen lokale Wärme (Rotlichtlampe), regelmäßige erwärmende Mahlzeiten sowie ein Kopfschutz gegen Kälte und Wind. Bei Pitta hilft Ruhe und einmal wöchentlich abzuführen; Saures und Scharfes sind zu meiden. Bei Kapha reduzierende Maßnahmen, Inhalationen und Rotlichtlampe. Kräuter je nach erhöhten Doshas.

Migräne: Tritt bei erhöhtem Pitta in der Pubertät häufig auf. Die Kinder stehen in der Schule und in ihrer Umwelt unter Stress. Wenn die Jugendlichen, denen dann Pitta regelrecht zu Kopf steigt, noch Saures und Salziges zu sich nehmen, entsteht ein Kopfschmerz, der mit einer Aura von Lichtempfindlichkeit, Blitzen im Sehfeld, Übelkeit und Erbrechen einhergehen kann. Das Gehirn ist hyperaktiv, die Reize überfordern.

Therapie: Ruhe und Dunkelheit. Alle Maßnahmen zur Pittareduktion, Ghee in die Nase, Saures und Scharfes meiden, auch laute Musik, Fernsehen und Computerspiele. Gute Kräuter sind Guduchi und Shatavari, einmal pro Woche sollte abgeführt werden mit Triphala, das ebenfalls regelmäßig eingenommen werden kann. Zur Vorbeugung empfehlen sich Yoga und hirntonische Kräuter, bessere Planung des Alltags.

Zahnen und Probleme rund um die Zähne

Normalerweise brechen die Milchzähne im 8. bis zum 14. Monat durch, erst um das 8. bis 9. Lebensjahr sollten sie wieder ausfallen. Die 32 bleibenden Zähne kommen in der Reihenfolge, in der sie während der Embryonalentwicklung auch angelegt wurden. In den Industrieländern bekommen die Kinder die Zähne mittlerweile früher, und sie fallen ihnen auch früher wieder aus. Das ist ein Zeichen von erhöhtem Vata und Nährstoffmangel.

Im Ayurveda gibt es einen direkten Zusammenhang zwischen der Langlebigkeit und der Qualität der Zähne, wie bei einem Pferd, dem man vor dem Kauf ins Maul schaut. Bei gutem Kapha und Ojas haben die Zähne kräftige Wurzeln, und das Gebiss ist kräftig. Pitta haben auch gute Zähne, neigen aber mehr zu Zahnstein, Zahnfleischentzündungen und Karies. Vatas haben schwache Wurzeln und Zähne, die sogar durchscheinend sind, die Calcifikation ist nicht vollständig erfolgt. Außerdem ist ihr Gebiss schief und krumm und ebenfalls sehr anfällig für Karies. Auch wenn Ihr Kind mit kräftigen Zähnen geboren wurde, kann die falsche Lebensweise das gesamte Gebiss schädigen.

Zahnen: Bevor ein Zahn durchbricht, entsteht eine leichte Schleimhautschwellung. In dieser Phase sind die Kinder unruhig, haben Blähungen, Durchfall, Kopfschmerzen, Erkältungen oder sogar Fieber. Alle drei Doshas können sich dabei je nach Konstitution, Lebens- und Ernährungsweise des Kindes verstärken.

Therapie: abhängig davon, welches Dosha dominiert, meist ist es Pitta. Gut sind Nelkenöl, Nelken- und Süßholztee, auf den größeren Süßholzwurzeln können Kinder auch kauen. Lokal können Lohdra, Musta und Kurkuma auf die Schleimhaut gerieben werden.

Karies: Kohlehydratreiche Kost, wie zum Beispiel Brot, und ständiges Essen, ohne ein zwischenzeitliches Zähneputzen, können zu Karies führen. Ohne ausreichende Zahnpflege scheiden die so übermäßig genährten Bakterien im Mund Säuren aus, die den Zahnschmelz angreifen. Haben die Bakterien erst mal Eingang zum Inneren des Zahnes gefunden, können sie sich so verschanzen, dass sie für die Zahnbürste unerreichbar sind. Dort können sie sich auch weiter vom Zucker ernähren und so ihr zerstörerisches Werk fortsetzen.

Therapie: Es gibt eine Reihe von gut schmeckenden ayurvedischen Zahncremes mit verschiedenen Kräutern. Der Nutzen von Fluor und Calcium in der Zahnpasta ist umstritten, vor allem sollte die Ernährung so calciumreich sein, dass die Zähne eine ausreichende Härte bekommen. Damit das Calcium in Knochen und Zähne kommt, darf es nicht anderweitig gebunden sein, zum Beispiel an Phosphate aus Fertignahrung. Lassen Sie Ihr Kind daher die Milch immer separat von anderen Nahrungsmitteln trinken. Mundspülungen mit bitteren Kräutertees und Sesamöl schmecken den Bakterien nicht und neutralisieren den Speichel. Zusätzlich sollten Sie alle Lebensmittel, die an sich sauer sind oder zur Säurebildung führen, wie wei-

ßer Zucker, meiden. Ayurveda empfiehlt, so lange wie möglich die Kinder zur richtigen Zahnpflege anzuhalten und, wenn erforderlich, selbst nachzuputzen.

Zahnfleischentzündung (Stomatitis): Diese Erkrankung entsteht durch zu viel Pitta und saures Milieu im Mund.

Therapie: Diät zu Pitta-Reduktion, kauen von bitteren Blättern, Abführen, Verstopfung meiden, Gandusha (Öl im Mund für 10 Minuten belassen oder kauen) mit Jatyadi Tailam, Zahnfleischmassage mit Lodhra und Musta und Kurkuma, eventuell pulverisiertes Eisenerz (Gairika). Nelken- und Süßholztee sind auch hier sehr zu empfehlen.

Fieber

Temperaturerhöhung ist ein Symptom mit den unterschiedlichsten Ursachen. Das Blut ist mit Ama verunreinigt, von Giftstoffen, die durch Fehlverdauung entstehen oder durch Abbauprodukte von körpereigenen Zellen sowie von Toxinen von Krankheitserregern. Fieber ist also nicht nur Zeichen einer Infektion. Wenn die Giftstoffe vom Körper ausgeschieden sind, sinkt die Temperatur wieder.

Therapie: alle blutreinigenden Maßnahmen wie Fasten, Bitterstoffe und viel warmes Wasser trinken. Wenn Ihr Kind nichts essen mag, geben Sie nur Flüssigkeit wie warme Tees oder Brühe, auf keinen Fall Milch, denn diese führt wieder zum Temperaturanstieg und zu Durchfall. Bei Kindern, die gestillt werden, sollten die Mütter fasten und ebenfalls viel trinken. Koriander, Kardamom, Anis, Fenchel, Kümmel, Brennnesselsaft, Löwenzahn, Guduchi, Pippali und Neem reinigen das Blut und senken Pitta. Ein Tee mit Koriander, Zimt und etwas Ingwer wirkt schweißtreibender als Kamillentee. Sie können ein wenig braunen Zucker oder Honig dazugeben. Je mehr Ihr Kind trinkt, umso schneller wird es wieder gesund. Meiden Sie kalte Getränke, Limonaden und Fruchtsäfte, auch wenn Ihr Kind danach verlangt. Sie löschen das Verdauungsfeuer, mit dem das Ama verbrannt wird.

Nachdem das Fieber überwunden ist, können Sie mit einer schonenden Diät beginnen wie Nudelsuppen und Haferbrei ohne Milch. Geriebener Apfel und süße Weintrauben enthalten wichtige Nährstoffe. Unterstützt werden kann der Heilungsprozess mit Chyvanprash oder Kräuterblut, denn während des Fiebers werden viele Vitalstoffe vom Körper verbraucht. Kalium, Magnesium, Zink, die Vitamine B1–B12 und Folsäure aus der Apotheke können verabreicht werden, wenn Ihr Kind nach einer Infektion sehr schwach ist.

Typische Kinderkrankheiten

Häufige Infektionskrankheiten im Kindesalter wie Windpocken, Mumps, Röteln, Scharlach und Masern sind auf geschwächte Abwehrkräfte durch falsche Ernährungs- und Lebensweise zurückzuführen. Insgesamt haben Kinder ein schwaches Immunsystem. Kommt noch Ama dazu, können sich die Erreger ungehindert ausbreiten, es kommt zu Fieber und Ekzemen an der Haut. Meist sind dann alle drei Doshas betroffen, vorrangig Pitta.

Therapie: abhängig von den vordergründigen Doshas und den Symptomen. Bei Fieber sind Fasten, viel Flüssigkeit und Ruhe ratsam. Wenn die Haut in Mitleidenschaft gezogen ist, können pittareduzierende Bäder mit bitteren Kräutern helfen, vor allem lindern sie den Juckreiz, zum Beispiel bei Windpocken. Sie können Ihrem Kind auch selbst Pasten aus bitteren Kräutern und Aloe-vera-Gel herstellen. Innerlich wirken Triphala, Guduchi, Neem und Kurkuma blutreinigend, die Erreger sterben in diesem bitteren Milieu eher ab. Um das Fieber zu senken, helfen Einläufe mit Salzwasser; vor allem bei Verstopfung werden so die Toxine schnell ausgeleitet. Sehr gut wirken auch Abführmittel wie Triphala. Die Hauterscheinungen bei Windpocken können besonders tiefgreifend sein; hier helfen Guduchi, Manjisthadi und Kaishora Guggulu am besten. Zur besseren Abheilung kann man eine Paste aus Dashang lepa und Wasser auf besonders entzündete Stellen auftragen oder eine Paste mit Kurkuma und Sandelholz. Dann wird die Haut zwar gelb, doch diese Verfärbung vergeht nach drei Tagen.

Tumore

Gutartige und bösartige Neubildungen sind schulmedizinisch besser zu behandeln. Meist sind eine chirurgische Entfernung oder eine Chemotherapie die Mittel der Wahl. Ayurveda kann das Wiederauftreten des Tumors verhindern. Dabei ist es wichtig, die Ursachen zu behandeln, die zum erstmaligen Auftreten des Tumors geführt haben. Bei Krebserkrankungen im Kindesalter geht man im Ayurveda einerseits von einem karmischen Ursprung aus, das heißt, sie sind Folge von Taten aus dem letzten Leben oder sie sind unmittelbar während der Entwicklung des Organismus im Mutterleib entstanden. Wenn die Mutter während der Schwangerschaft und in der Stillzeit geraucht oder andere Gifte eingenommen hat, ist es nicht verwunderlich, dass auch das Gewebe des Ungeborenen geschädigt wurde. Kommt eine schlechte oder unausgereifte Immunabwehr hinzu, kann eine bösartige Neubildung rasant zunehmen. Zwar sind alle Doshas betroffen, primär aber Kapha, da es sich um eine Neubildung von Gewebe handelt. Außerdem fördert Ama die Tumorbildung. Ablagerungen im Gewebe führen zum Verschluss von Wegen, die den Abtransport von Schadstoffen übernehmen. Sammeln sich diese an einer Stelle, können Zellen entarten.

Therapie: alle Maßnahmen, die das Immunsystem steigern und überhöhtes Kapha senken. Gesundes, nährstoffreiches, leicht verdauliches Essen, Amabildung vermeiden. Panchakarmakuren können bei ausreichender Kraft des Kindes durchgeführt werden oder die zum vorherrschenden Dosha passenden Reinigungsverfahren. Im Übrigen lassen sich typische Leukämien im Kindesalter heute gut chemotherapeutisch heilen.

Seelische Störungen

Kleine Kinderseelen reagieren besonders empfindlich auf Problemsituationen. War die Zeugung stressig, die Schwangerschaft kompliziert, die Geburt schwer, zeigen die Kleinen, schon kurz nachdem sie auf der Welt sind, ihren Schmerz durch Weinen, Unruhe und Trinkunlust. Bleiben die folgenden Wochen, Monate und Jahre durch familiäre Umstände problembehaftet, können viele Symptome auftreten. Im Ayurveda geht man davon aus, dass insbesondere die Bindung an die Mutter dem Kind das Urvertrauen gibt, das es braucht, um in dieser Welt zurechtzukommen. Bei Naturvölkern tragen die Mütter ihre Babys rund um die Uhr bei sich, Kleinkinder laufen mit. Fehlt die Mutter, weil sie zu viel arbeiten muss oder unter Dauerstress leidet, hat auch das Auswirkungen auf das kindliche Gemüt. Die Symptome reichen von Bettnässen, Schlafwandeln, Panikattacken, Gereiztheit bis zu schwerer Depression. Am häufigsten sind Konzentrations- und Schlafstörungen. In jedem Fall ist Vata erhöht.

Therapie: Bei seelischen Störungen gilt es allgemein, den Geist zu beruhigen und zu stärken. Alle vatareduzierenden Maßnahmen, sattvische Ernährung mit viel Milch, Rahm, frischem gekochtem Gemüse, süßem Obst, Süßes mit Mandeln, Honig und Ghee und gekochtem Getreide. Diese Nahrungsmittel scheinen eine Stimmungsaufhellung zu bewirken, vor allem warmes Essen, das das Herz, den Sitz der Seele, erwärmt und ein Gefühl von Geborgenheit vermittelt. Ganz wichtig ist ein regelmäßiger Tagesablauf mit festen Zeiten für Essen, Schlafen und Yoga, das schafft äußeren Halt und Struktur. Die Menschen, mit denen das Kind lebt, sollten liebevoll und aufmerksam sein. Daher ist es auch aus ayurvedischer Sicht richtig, dass Kinder manchmal von ihren Eltern getrennt werden und in einer anderen Familie, idealerweise bei Blutsverwandten, aufwachsen. Streicheln Sie Ihr Kind, besonders im Bereich der Brust und am Kopf. Nehmen Sie es so oft wie möglich in den Arm. Auch wenn Sie sich streiten, sagen Sie ihm anschließend immer, dass Sie es lieben – so wie es ist. Loben Sie Ihr Kind, wenn es etwas Tolles erreicht oder einen neuen Meilenstein in seiner Entwicklung erzielt hat. Yoga und Atemübungen schaffen Befreiung, vor allem, wenn sich die Brust öffnet beim Ausbreiten der Arme. Wenn sich Ihr Kind nicht gut fühlt, können Sie es auch massieren. Kopf- oder Fußmassagen und Ganzkörpermassagen mit schönen duftenden Ölen sind im Ayurveda selbstverständlich. Beten Sie für Ihr Kind, es wird die positive Energie spüren. Bei schweren Depressionen empfehlen wir im Ayurveda einen Shirobasti. Das Öl (Mahanarayan Tailam, Öl aus Asvagandha und Bala) verbleibt für 45 Minuten in einem Ölhut. Dafür müsste der Kopf rasiert werden, um den größtmöglichen therapeutischen Effekt zu erzielen.

Das Kind sollte auch für 15 Minuten Sesamöl im Mund belassen und es dann ausspucken (Gandusha). Sehr gut ist Brahmi Ghrtam, dreimal täglich einen Tee- oder Esslöffel voll.

Spezielle Kräuter, die den Hirnstoffwechsel regulieren, sind Brahmi, Kalmus, Shankapuspi, Tagara und Jatamansin. Ganz nebenbei fördern sie auch die Intelligenz und motorische Fähigkeiten. Das tun auch Mantren, die durch die Lautbildung das Gehirn zum Schwingen bringen und die Ausschüttung positiver Hormone auslösen. So wirken auch manche Antidepressiva, die bei schweren Depressionen sicherlich sinnvoll sind, aber auch Nebenwirkungen haben. In vielen Fällen müssten sich eigentlich auch die Eltern in psychologische Behandlung begeben.

Schlafstörungen: Sie treten vor allem bei Sorgen vermehrt auf. Oft wurden die Kleinen zu früh in ein eigenes Bettchen weit weg von den Eltern gelegt. Lassen Sie Ihr Kind so lange wie möglich in oder neben Ihrem Bett schlafen. Gerade bei berufstätigen Eltern wird mangelnde Nähe dadurch kompensiert. Ältere Kinder können nicht einschlafen, weil sie über den nächsten Tag grübeln, sie plagen Schulsorgen oder die Situation innerhalb der Familie. Häufig wachen sie nachts auf und haben Albträume.

Therapie: Es ist gut, vor dem Schlafengehen ein besonderes Ritual mit dem Kind zu haben. Erst einige Yoga- und Atemübungen, danach ein Glas Milch mit Kardamom, Honig und ein wenig Muskatnuss. Legen Sie sich zu Ihrem Kind und fragen Sie es, was es an diesem Tag schlecht oder toll fand. Besprechen Sie problematische Situationen, damit sie nicht in die Nacht mitgenommen werden. Verständnisvolle Gespräche entlasten die Kleinen. Eine Kopf- oder Fußmassage kann sehr entspannen. Kein Fernsehen vor dem Schlafengehen. Diät und Kräuter wie bei seelischen Störungen.

ADS (Aufmerksamkeitsdefizitsyndrom) oder **ADHS** (Aufmerksamkeits-Hyperaktivitätsyndrom): Im Ayurveda gehen wir davon aus, dass neben der Vererbung auch vataerhöhende Situationen während der Schwangerschaft, der Geburt und in der Kleinkindphase die Hirnentwicklung auf Transmitterebene beeinträchtigen und dadurch Wahrnehmungs- und Denkstörungen beim Kind auftreten. Die Betroffenen zeichnen sich dadurch aus, dass sie, während sie eine Aktion durchführen, bereits an eine andere denken. Sie können sich gegen äußere Einflüsse kaum schützen und ändern ihre Vorhaben sehr schnell. Sie sind unstrukturiert, vergessen viel, sind für alles zu begeistern, verlieren aber auch schnell das Interesse, sind ungeschickt, nehmen ihre Mitmenschen nicht wirklich wahr, können nicht mitdenken. Sie neigen zu Schlafstörungen, grübeln viel über Belangloses, bis sie sich in einer Denkschleife verheddern, regen sich schnell auf und denken sofort negativ. Die Hyperaktiven sind auffällige Zappelphilippe, die nicht still sitzen, viel reden, sehr aggressiv sein können und wenig schlafen. Sie müssen immerzu beschäftigt sein. Die Eltern waren in der Kindheit ähnlich. Es ist die Frage, ob die Eltern ihnen das anerzogen haben oder ob es genetisch bedingt ist. Bei immer mehr Erwachsenen wird dieses Krankheitsbild ebenfalls festgestellt; sie neigen zu Arbeits- und Beziehungsunfähigkeit, Süchten (vor allem Nikotin und Alkohol) und schweren Unfällen. Eine schlechte und nährstoffarme Ernährung mit weißem Zucker und Mehl fördert Vata zusätzlich. Verstopfung, Blähungen und Untergewicht treten häufig auf. Aus meiner Erfahrung werden derart auffällige Kinder besonders schlecht ernährt, sie haben sogar eine Abneigung gegen Milch und alles was ihnen gut tun würde.

Therapie: strukturierter Tagesablauf mit regelmäßigen Mahlzeiten, Yoga und viel Ruhe. Vatareduzierende und sattvische Diät. Regelmäßige Massagen, Klangtherapie und psychologische Verhaltenstherapie bringen am meisten. Das Kind darf sich nicht verausgaben, denn danach folgt meist eine Schwächephase mit wirrem Verhalten oder Aggression.

Die Eltern sollten ihrem Kind mehr Liebe und Aufmerksamkeit schenken und sich auch selbst behandeln lassen. Falls möglich, müssen auch die Eltern ihr Leben komplett umstellen. Ohne diese Möglichkeiten ausgeschöpft zu haben, sollten Sie nicht mit Ritalin beginnen, denn die Spätfolgen sind noch nicht erforscht.

Balagrahas: Hierbei handelt es sich im Ayurveda um eine besondere Form von psychischen Erkrankungen von Kindern. Sie werden als verrückt beschrieben und seien von Dämonen besetzt. Diese Kinder müssen schlechte Taten aus dem letzten Leben in diesem ausbaden. Sie können nur mit göttlicher Hilfe und viel Sattva geheilt werden. Das klingt für unsere Zeit brutal, aber wenn wir nicht mehr weiterwissen, können wir es zumindest mit Yoga und spirituellen Ritualen versuchen.

Kleine ayurvedische Hausapotheke

Im Ayurveda ist alles Medizin – Kräuter, Gewürze, Mineralien, sogar Lebensmittel. Bei der Auswahl der Mittel müssen wir zunächst herausfinden, welche Doshas im Körper gerade vorherrschen und welche Eigenschaften die Medizin hat. Alle öligen, befeuchtenden und wärmenden Substanzen verringern Vata, alle kühlenden, bitteren und süßen Wirkstoffe das Pitta, während scharfe, erhitzende und austrocknende Stoffe das Kapha reduzieren. Mit der Verminderung eines entgleisten Doshas kann sich ein anderes aber gleichzeitig erhöhen: Scharfes und Saures erhöht Pitta, Austrocknendes und Kaltes Vata, Kühles, Kaltes, Schleimiges und Befeuchtendes erhöht Kapha.

Ayurvedische Kräuter werden fast immer mit Trägerstoffen eingenommen, um sie gewebegängiger zu machen. Diese Träger haben natürlich auch Einfluss auf die Doshas. Medizin mit warmer Milch eingenommen, verstärkt die vatareduzierende Wirkung. Honig reduziert Kapha, und Ghee, das reine Butterfett, senkt Pitta.

In Deutschland können wir die ayurvedische Medizin in unterschiedlichen Zubereitungen bekommen. Die meisten Kräuter und Gewürze sind getrocknet und als Tees, Pulver (Curna) oder Tabletten (Vati) erhältlich. Fertige Abkochungen (Asava) gibt es auch mit Alkohol (Aristha). Diese können auch von älteren Kindern eingenommen werden. Ghritams sind mit Kräutern verkochtes Ghee, das in Deutschland jedoch kaum oder in fragwürdiger Qualität zu erhalten ist. An frischen Pflanzen und Kräutern stehen nur die heimischen zur Verfügung.

Mineral- und Metallpräparationen werden für spezielle Erkrankungen eingesetzt. Die Mineralien stammen von Edelsteinen oder organischen Produkten wie Muscheln, Korallen, Perlen, Eierschale oder Geweih. Sie werden verascht und damit für den menschlichen Körper verfügbar. Das gilt auch für Metalle wie Gold, Silber oder Eisenerz. (Hinweis: Erst werden die Metalle geschmolzen, dann werden sie durch ein besonderes Verfahren zu Asche verarbeitet.) Um die Gewebegängigkeit zu erhöhen, werden viele Metalle mit gereinigtem Quecksilber versetzt. Seien Sie vorsichtig, solche Präparate bedürfen einer strengen Indikation durch einen Arzt. Zudem sollten sie nur von bestimmten Herstellern bezogen werden, die zuverlässig das Quecksilber reinigen, sonst kommt es zu schweren Vergiftungen mit Nierenschäden. Ohnehin sind mit Quecksilber versetzte Präparate in Deutschland verboten,

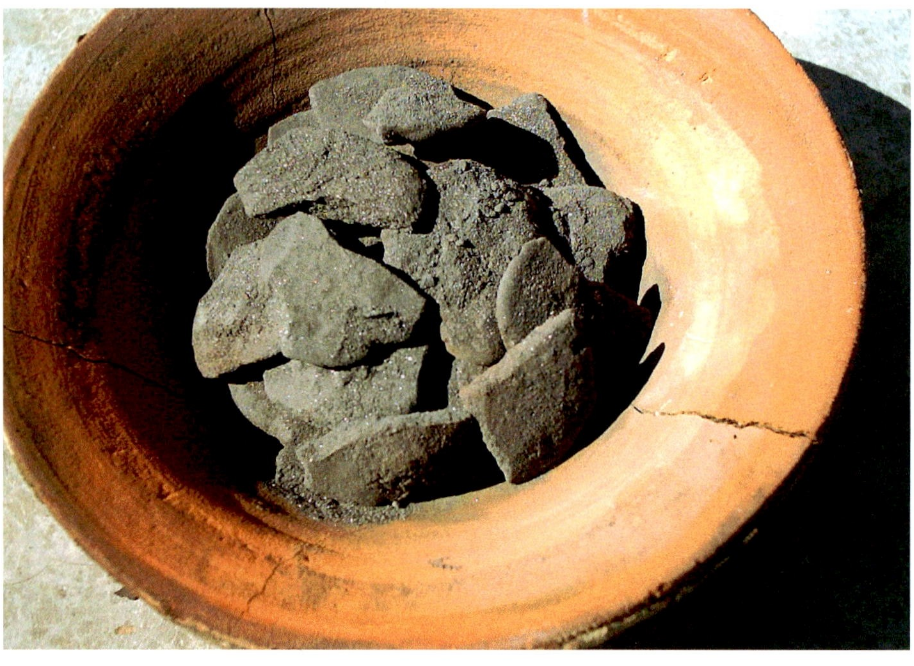

Mineralpräparate werden im Ayurveda für spezielle Erkrankungen eingesetzt.

obwohl sie bei unheilbaren Erkrankungen sehr wirksam sein können.

Bei Kindern muss man sich oft etwas einfallen lassen, um ihnen die manchmal unangenehm schmeckende ayurvedische Medizin schmackhaft zu machen. Auch meine Tochter musste ich oft austricksen. Ich habe bittere Kräuter mit Zuckersirup oder Honigwasser gemischt oder scharfe Gewürze wie Ingwer- oder Pfefferpulver in Gemüsebratlingen verarbeitet. Der Fantasie sind da keine Grenzen gesetzt. Sie können für Ihr Kind auch Pulver in kleine leere Kapseln aus der Apotheke füllen, sofern es diese gut schlucken kann.

Manchmal sind die Pulver schwer verdaulich, lösen Übelkeit, Durchfall und Blähungen aus. Entsprechend sollten dann geringere Dosen und kleinere Portionen über den Tag verteilt gegeben werden. Ihre Verträglichkeit, aber auch den Geschmack können Sie durch Milch und Ghee oder durch Kombination mit verdauungsfördernden und wohlschmeckenden Kräutern verbessern.

Insgesamt aber sind bei ayurvedischen Mitteln weniger Nebenwirkungen zu erwarten als bei schulmedizinischen Präparaten. Daher eignen sich ayurvedische Heilmittel besonders gut für Kinder. Das liegt daran, dass die gesamte Pflanze verarbeitet wird und sich die Nebenwirkungen der Wirkstoffe durch pflanzeneigene Substanzen aufheben, die wie ein Gegengift wirken.

Wo kann ich ayurvedische Medizin bekommen?

Im Internet gibt es mittlerweile sehr viele Anbieter für ayurvedische Medikamente, allerdings sind manche unwirksam, da die Kräuter zu lange lagern, bevor sie verarbeitet werden, oder weil sie in zu geringer Dosierung mit anderen Mitteln kombiniert sind. Fragen Sie Ihren Arzt oder Therapeuten, mit welchen Herstellern er gute Erfahrungen hat.

Dosierung ayurvedischer Kräuter

Doshas, Dhatus und Malas sind bei Kindern und Erwachsenen gleich, daher können dieselben Kräuter in geringerer Dosierung verwendet werden. Neugeborene bekommen maximal 20 mg Kräuter täglich, mit jedem Lebensmonat kann um dieselbe Menge erhöht werden. Ab dem ersten Lebensjahr können maximal 1 g, bis zum 16. Lebensjahr jedes Jahr ein weiteres Gramm täglich gegeben werden. Zum Vergleich: Erwachsene können bis zu 40 g Kräuter vertragen.
Nach Susruta ist die Dosierung bei einem ein- oder zweijährigen Kind die, die das Kind zwischen Daumen und Mittelfinger halten kann.

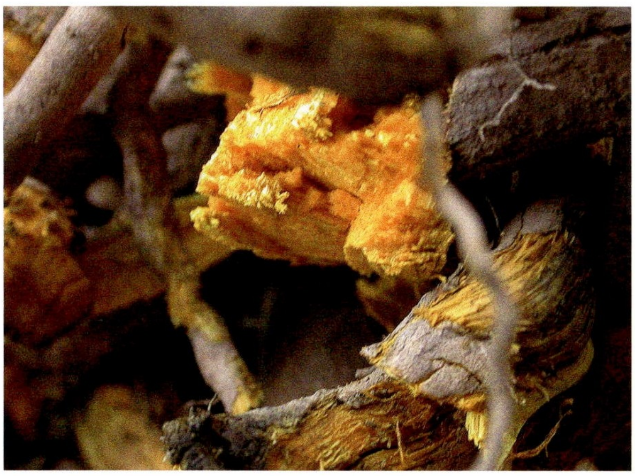

Kalmus löst Schleim und beruhigt Husten.

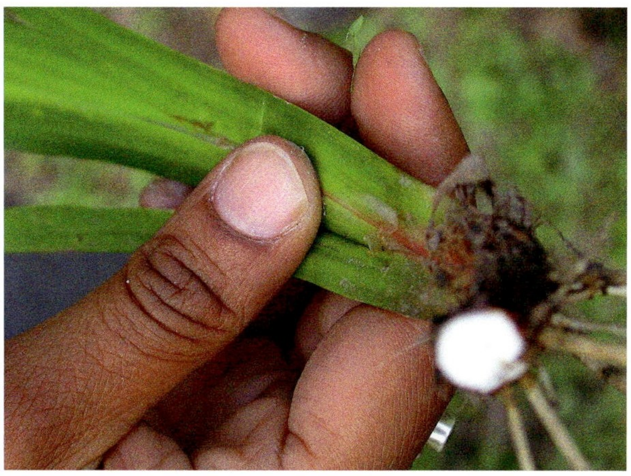

Wurzel mit Heilkraft.

Ayurvedische Heilmittel von A bis Z

Asvagandha: Withania somnifera, Winterkirsche, als Pulver oder Kapseln
Dosha: gut für Vata und Kapha
Eigenschaften: bitter, scharf, süß, ölig
Wirkung: erhitzend, kann Pitta leicht erhöhen
Anwendung: Stabilisierung von Nerven- und Muskelgewebe, allgemein gewebeaufbauend und kräftigend, schleimreduzierend, gutes Rasayana bei Vata

Ajwan: Trachyspermum ammi, Selleriesaat, Verwendung der Samen
Dosha: reduziert Vata und Kapha, kann Pitta erhöhen

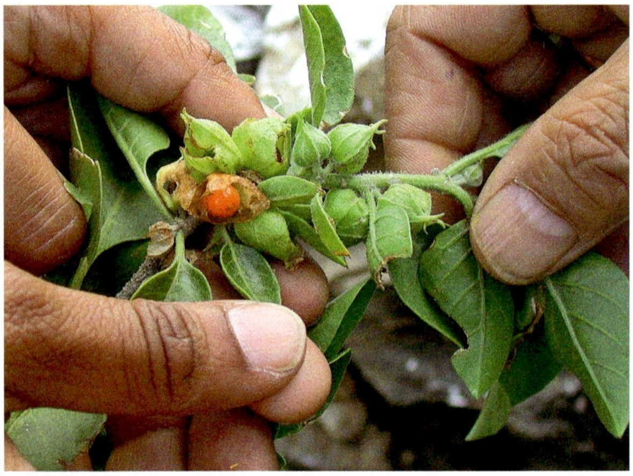

Asvagandha (Winterkirsche) stärkt den Körper.

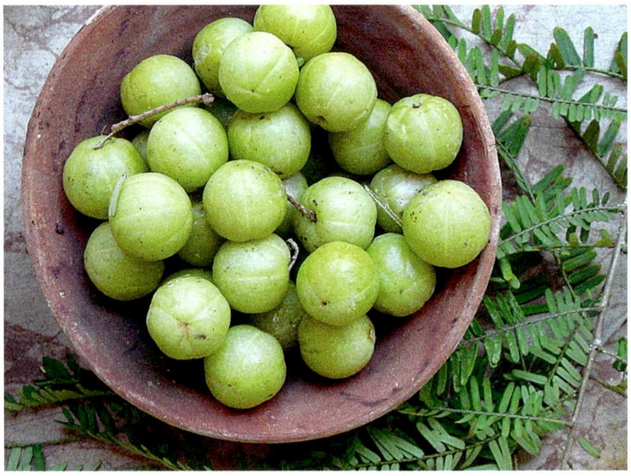

Amla enthält viel Vitamin C.

Eigenschaften: bitter, scharf
Wirkung: erhitzend
Anwendung: als Anwendung gut bei verschleimten Atemwegen (1 Esslöffel Aywan auf 1 Liter Wasser), enthält Thymole wie Thymian, verdauungsfördernd

Amla: Emblica officinalis, frische Frucht nur in Indien, hier als Pulver oder Kapseln erhältlich
Dosha: die mirabellenartige Frucht verringert alle drei Doshas
Eigenschaften: süß, sauer, scharf, bitter, herb
Wirkung: kühlend
Anwendung: enthält sehr viel Vitamin C, Eisen und Mineralien, gut bei Übersäuerung wie Magenschleimhautentzündung, blutreinigend, stärkt die Sinnesorgane, allgemeines Tonikum, gut bei akuten Infektionen und Fieber

Bala: Sida cordifolia, Malvengewächs
Dosha: verringert Vata und Pitta
Eigenschaft: süß
Wirkung: kühlend
Anwendung: hirn- und nerventonisch, gut gegen kindliche Depressionen, fördert Intelligenz und Kontrolle der Sinne, Aufbau von Muskulatur, Herztonikum

Brahmi: Bacopa monnieri, Wassernabelkraut als Pulver oder Kapseln
Dosha: verringert Vata und Kapha
Eigenschaften: bitter und scharf
Wirkung: erhitzend
Anwendung: bei nervösen Störungen, ADS und ADHS, Ängsten, Depressionen, Bettnässen, antiasthmatisch, verdauungsfördernd, blutreinigend

Chyvanprash: Amla-Mus mit mindestens 36 Kräutern wie Kardamom, Safran, Nagkeshar, Dashamula, Karkata sringi, Mudgapurni, Masapurni, Guduchi, Haritaki, Bala, Bhumyamalaki, Vasa, Jivanti, Musta, Purnanava, Lotusblüte, Agar, Sandelholz, Asvagandha, Shatavari, Astha varga, Pippali, Vansa loccana, Zimt und Tamal patra sowie Zucker, Honig und Rosinen. Täglich 1 Teelöffel bis 1 Esslöffel zur Morgenmilch. Stärkt die Verdauungskraft und das Immunsystem.

Dashanga lepa: Pulver bestehend aus Jatamansin, Gelbwurz, Kustha, Shirij, Süßholz, indischer Baldrian, rotes Sandelholz, Daruharidra und Wetweria Gras. Mit Wasser zu einer Paste verrühren und als Gesichtsmaske für 15–30 Minuten auftragen. Gut bei Hautunreinheiten wie Akne, entzündlichen Veränderungen oder Hautverfärbungen

Guduchi: Tinospora cordifolia, als Pulver oder Kapseln
Dosha: verringert alle drei Doshas, v.a. Pitta
Eigenschaften: süß, gleichzeitig erhitzend
Wirkung: leicht erhitzend, süß und bitter
Anwendung: blutreinigend, fiebersenkend, bei chronischem Durchfall, verdauungsfördernd, blutbildend, hauttherapeutisch

Ingwer: Zingiber officinalis
Dosha: verringert Kapha und Vata, erhöht Pitta
Eigenschaften: scharf, trocken, ölig
Wirkung: erhitzend
Anwendung: reduziert Ama und Kapha, reinigend, verdauungsfördernd, gut bei schleimigen Erkrankungen der oberen Atemwege und Fieber

Jatamamsin: Nordostachys jatamansi, indische Narde, Wurzelpulver
Dosha: verringert alle drei Doshas
Eigenschaften: bitter, süß und ölig
Wirkung: kühlend
Anwendung: hirntonisch, Beruhigungs- und Schlafmittel, gut bei psychiatrischen Erkrankungen, verdauungsfördernd

Guggulu: Commiphora mukul, Harz, Tabletten oder Kapseln, die Tabletten müssen zerbissen werden
Dosha: verringert alle drei Doshas, vor allem Vata und Kapha
Eigenschaften: erhitzend
Wirkung: erhitzend, bitter, herb, scharf
Anwendung: antiseptisch, verringert Schmerzen, reinigend, blutreinigend
Gibt es mit verschiedenen Kräutern: Guggulu öffnet verschlossene Kanäle, die Kräuter können das Gewebe besser erreichen

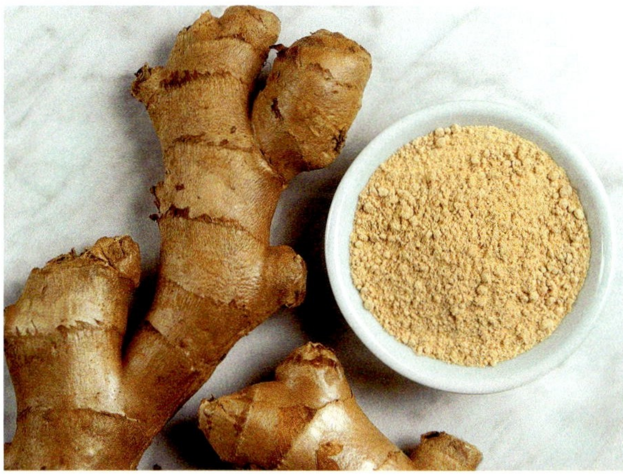

Ingwer hilft bei Erkältungen.

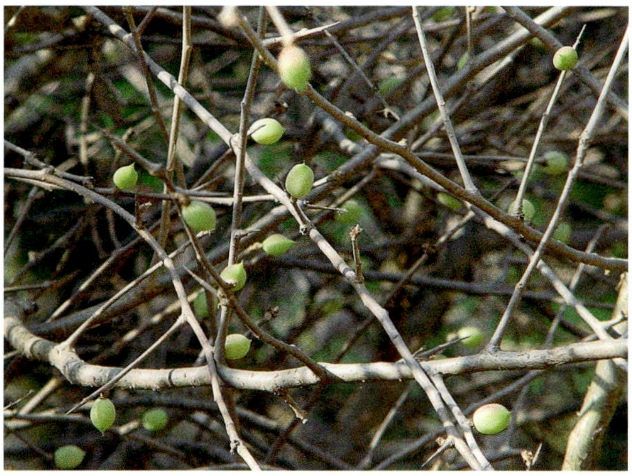

Guggulu reinigt.

Kaishora Guggulu: enthält Guggulu Guduchi, Triphala, Trikatu, Vidanga und Nishota; blutreinigend, gut bei Hauterkrankungen

Triphala Guggulu: enthält neben Guggulu auch Triphala und Pippali; gut gegen Halsschmerzen, bei Bedarf eine Tablette zerbeißen, nicht mehr als 6 Tabletten täglich für größere Kinder

Gokshuradi Guggulu: enthält Guggulu Gokshura (Tribulus terrestris), Triphala, Trikatu und Musta; gut bei Entzündungen der Harnwege

Kalmus: Acorus calamus, Verwendung von Pulver und Wurzel
Dosha: verringert Kapha und Vata, kann Pitta stark erhöhen
Eigenschaften: scharf und leicht bitter
Wirkung: erhitzend
Anwendung: verschleimte Atemwege, besonders bei Asthma, gutes Mittel beim Zahnen, hirntonisch, fördert Intelligenz und Gedächtnis, fettreduzierend

Kapikaccu: Mucuna pruriens, Juckbohne, Pulver
Doshas: verringert Vata, kann Pitta und Kapha erhöhen
Eigenschaften: süß und bitter
Wirkung: erhitzend
Anwendung: vermehrt Muskelgewebe, wirkt hirntonisch besonders bei vatabedingten Störungen des Nervensystems

Kutaj: Holarrhena pubescens, Kurchi-Rinde, als Tabletten
Dosha: verringert Pitta und Kapha
Eigenschaften: bitter, trocken
Wirkung: kühlend
Anwendung: gegen Durchfall, besonders bei bakteriellen Infektionen des Magen-Darm-Trakts, blutreinigend, blutstillend

Lodhra: Symplocos racemosa, dicker Bast, als Pulver
Dosha: verringert Pitta und Kapha
Eigenschaften: herb und trocken
Wirkung: kühlend
Anwendung: blutstillend, gegen Durchfall, wundheilend, verbindet Knochen und Gewebe

Manjistha: Rubia cordifolia, Färberwurzel
Dosha: verringert Pitta und Kapha
Eigenschaften: bitter und süß
Wirkung: leicht erhitzend
Anwendung: Hauttherapeutikum, pigmentbildend, wundheilend, blutreinigend, bei Urogenitalerkrankungen

Musta: Cyperus rotundus, Nussgras, als Pulver
Dosha: verringert Pitta und Kapha
Eigenschaften: bitter und trocken
Wirkung: kühlend
Anwendung: blutstillend, gegen Durchfall, verdauungsfördernd, blutreinigend, schärft den Verstand

Neem: Anteleae azadirecta, Neembaum, Pulver und getrocknete Blätter, Zweige werden in Indien als Zahnbürste benutzt, Öl auch zur äußerlichen Anwendung
Dosha: alle drei Doshas (Blätter Kapha, Samen auch Pitta)
Eigenschaften: bitter und trocken
Wirkung: kühlend
Anwendung: blutreinigend besonders bei Entzündungen, fiebersenkend, hauttherapeutisch, gegen Juckreiz, gegen Wurm- und Pilzbefall

Pippali: Piper longum, langer Pfeffer, Pulver mit Honig einnehmen
Dosha: verringert Kapha, kann Vata und Pitta erhöhen
Eigenschaften: scharf, spitz, ölig
Wirkung: erhitzend
Anwendung: Ama, verdauungsfördernd, verschleimte Atemwegserkrankungen, chronisches Fieber, Tuberkulose, antiseptisch, blutreinigend, Diabetes

Purnanava: Boerhaavia diffusa, Pulver, Tee
Dosha: verringert alle drei Doshas, vor allem Pitta und Kapha
Eigenschaften: süß, bitter, trocken
Wirkung: erhitzend

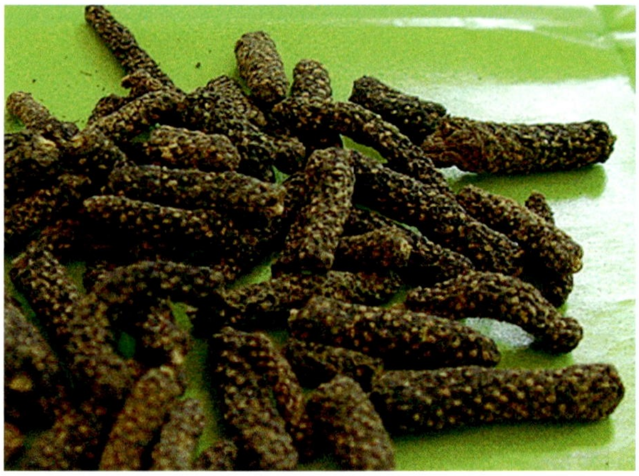

Pippali erhöht die Immunabwehr.

Anwendung: entwässernd, abführend, gewebeaufbauend, vor allem der Harnwege, herzstärkend

Shankapuspi: Convolvulus pluricaulis, indische Ackerwinde
Dosha: verringert alle drei Doshas
Eigenschaften: bitter und schleimig
Wirkung: erhitzend
Anwendung: beruhigend, hirn- und nerventonisch, bei Geisteskrankheiten, Konzentrationsstörungen, gegen Epilepsie, entgiftend

Süßholz: Glycyrrhia glabra, Yasthimadhu, Wurzel
Dosha: verringert Vata und Pitta
Eigenschaften: süß und ölig
Wirkung: kühlend
Anwendung: reduziert Pitta besonders bei Entzündungen des Magen-Darm-Trakts, nerven- und hirntonisch, schleimbildend bei trockenem Reizhusten, kann aber den Blutdruck erhöhen

Tagara: Valeriana wallichi, indischer Baldrian
Dosha: verringert Vata und Kapha
Eigenschaften: scharf, ölig, herb
Wirkung: erhitzend
Anwendung: beruhigend, nerven- und hirntonisch, gegen Epilepsie, blutreinigend, verdauungsfördernd

Trikatu: bestehend aus drei Gewürzen, Pippali (Piper longum), schwarzer Pfeffer (Piper nigrum) und Ingwer (Zingiber officinalis), am besten das Pulver mit Honig zu einer Paste verrühren und nach den Mahlzeiten einnehmen
Dosha: reduziert Kapha, kann Vata und Pitta erhöhen
Eigenschaften: scharf, spitz und trocken
Wirkung: erhitzend
Anwendung: gut bei allen schleimbildenden Erkrankungen, besonders im Atemtrakt, verdauungsfördernd, immunstimulierend, blutreinigend, Fettabbau

Triphala: bestehend aus den drei Kräutern, Bibhitaki (Terminalia bellerica), Haritaki (Terminalia chebula), Amalaki (Emblica officinalis); Gabe als Pulver oder Kapsel
Doshas: besänftigt alle drei Doshas
Wirkung: alle Eigenschaften, vorrangig bitter
Anwendung: gut bei Verstopfung, Infektionen, blutreinigend, allgemeines Tonikum, gewebeaufbauend

Vasa: Adhatoda vasika, Malarnussbaum, als Pulver der Wurzel
Dosha: verringert Pitta und Kapha
Eigenschaften: scharf, bitter, trocken
Wirkung: erhitzend, gleichzeitig kühlend
Anwendung: schleimige Atemwegserkrankungen, besonders bei Asthma bronchiale, Tuberkulose, blutreinigend, gegen Blutungen und Durchfall

Vidanga: Embelia ribes, als Pulver
Dosha: verringert Vata und Kapha
Eigenschaften: scharf, herb und spitz
Wirkung: erhitzend
Anwendung: verdauungsfördernd, gegen Darmparasiten wie Würmer oder Pilzbefall (zum Beispiel Candida albicans), gegen Fieber, hauttherapeutisch, Aphthen im Mund, nerven- und hirntonisch

Zimt: Cinnamonum verum
Doshas: verringert Vata und Kapha
Eigenschaften: scharf, bitter, süß
Wirkung: erhitzend
Anwendung: zum Würzen, bei Husten mit Auswurf, schleimlösend, mundreinigend

Medizinierte Öle (Tailam)

Kshirabala Tailam: Bala, Sesamöl und Milch, vatareduzierend

Jathyadi Tailam: besteht aus Jasmin, Neem, Süßholz, Kustha, Kurkuma, Daruharidra und Manjistha; wundheilend besonders an Schleimhäuten; pittareduzierend

Narayan Tailam: besteht aus Asvagandha, Bala, Bilva, Kantakari, Purnanava, schwarzen Linsen, Rizinuswurzel, Dashamula, Shatavari, Kustha, Kardamom, Sandelholz, Kalmus, Steinsalz; gut bei allen Vata-Störungen

Rizinusöl: gut gegen Schmerzen in geringer Dosierung oder im Einlauf; auch zur äußeren Anwendung bei Gelenkschmerzen; in höherer Dosierung auch als bewährtes Abführmittel

Senföl: zur äußeren Anwendung zur Kaphareduktion; bei Bronchitis zur Brustmassage

Meine kleine ayurvedische Hausapotheke:

Vata-Reduktion: Ashvagandha, Triphala, warme Milch, Massage mit Sesamöl oder Rizinusöl
Pitta: Shatavari, Guduchi, Triphala, Süßholzwurzel, Ghee, Milch, brauner Zucker
Kapha/Ama: Ingwer, Pfeffer, Trikatu, Honig, heißes Wasser

Mit 100 Gramm oder 100 Milliliter von jedem Mittel sind Sie zunächst bestens gerüstet.

Ayurveda-Ernährung für Kinder

Die richtige Ernährung ist für Gesundheit, Wachstum und emotionale Entwicklung des Kindes von größter Wichtigkeit. Mit den täglichen Speisen erhält der kindliche Organismus alle Bausteine für eine aktive Zellerneuerung, ein starkes Immunsystem und einen klaren Geist.

Entsprechend den ayurvedischen Prinzipien gibt es in der Kinderernährung allgemeine Regeln für die einzelnen Alters- und Entwicklungsstufen sowie individuelle und diätetische Empfehlungen, die auf die Konstitution und die Beschwerdebilder des einzelnen Kindes abgestimmt werden. Diese Ernährungsregeln und diätetischen Richtlinien mit Nachhaltigkeit umzusetzen, erweist sich zeitweise als schwieriges Unterfangen, da viele Kinder-Lieblingsspeisen genau diese Nahrungsmittel enthalten. Einschränkende Ernährungsregeln, wie zum Beispiel der Verzicht auf Milchprodukte, Tomaten und saure Früchte bei akuten Erkältungskrankheiten oder chronischen Hals-Nasen-Ohren-Beschwerden müssen diszipliniert eingehalten werden, um eine Wirkung zu erzielen. Doch die ayurvedische Küche schenkt uns viele Tricks und Alternativen, um den kindlichen Gaumen zu befriedigen und gleichzeitig die Gesundheit zu stärken.

Entscheidend für die erfolgreiche Umsetzung der ganzheitlichen Ernährungsvorschläge ist eine freudige, genussvolle und undogmatische Umsetzung im Alltag. Um dabei gegen Fast-Food-Produkte und Süßigkeiten anzukommen, bedarf es der Kreativität, Diplomatie und Geduld. Um nicht Widerstände zu provozieren und die Entstehung von Essstörungen zu fördern, sollte eine gesunde Ernährung keinesfalls mit zwanghaftem Diktat und fanatischem Eifer vertreten werden.

Aus der Erfahrung mit meinen drei eigenen Kindern weiß ich, wie sehr ein frisches und liebevoll zubereitetes Essen geschätzt wird. Eine Mutter oder ein Vater, die noch selbst kochen und dabei auf die Bedürfnisse ihres Kindes eingehen, stehen heute im Kindergarten und in der Schule hoch im Kurs, und ihr Mittagstisch wird häufig von Freunden frequentiert, die sich zum Essen einladen. Die Sehnsucht, bei harmonischen Familienmahlzeiten »gut genährt zu werden«, bezieht sich nicht nur allein auf die Qualität und Zubereitung unserer Speisen, sondern auch auf die Atmosphäre und die Gespräche während des Essens. Mit den täglichen Mahlzeiten können unsere Kinder Vitalstoffe, Kraft und Liebe aufnehmen, die sie für alle Unternehmungen des Lebens stärken.

Grundlagen der Kinderernährung

Die klassischen Schriften des Ayurveda widmen der Ernährung von Kindern ein eigenes Kapitel (Kaumarabhrtya), in der eine Ernährungsform beschrieben wird, die ein Höchstmaß an essenzieller Lebensenergie und Zellvitalität (Ojas) spendet und eine Erhöhung des – in der Kindheit störungsanfälligen – Kapha-Doshas meidet. Diese beiden Aspekte – Ojas aufbauen und Kapha ausgleichen – sind die Hauptkriterien, unter denen die individuellen Ernährungsempfehlungen des Ayurveda für Kinder zu betrachten sind. Ungeachtet der persönlichen Konstitution und der damit verbundenen Krankheitsanfälligkeit neigt jeder Mensch in der Kindheit stärker zu Kapha-Beschwerden, wie zum Bespiel Verschleimungen oder Lymphstauungen, als in den späteren Lebensphasen. Ausgehend von diesen Grundregeln werden differenzierte Therapie- und Speisepläne für die körperliche und geistige Konstitution, die einzelnen Lebensphasen und Krankheitsbilder des Kindes als ganzheitliche Heilkunde eingesetzt.

Bei vielen Kindern finden wir neben den typischen Kapha-Tendenzen häufig eine krankhafte Erhöhung des Vatas, das zu innerer Unruhe, schwachem Immunsystem, Lern- und Konzentrationsstörungen führt oder auch zu massiven Pitta-Störungen, die sich in Form von Hauterkrankungen, häufigen Entzündungen und aggressiven Verhaltensformen manifestieren. Diese in der hiesigen Kinderheilkunde sehr verbreiteten Beschwerdebilder werden durch die heutigen Lebens- und Umweltbelastungen verstärkt hervorgerufen. Eine individuell auf die Bedürfnisse des Kindes abgestimmte Ernährung ist sehr wichtig. Aber auch die Regeln für gesunde Verhaltensformen, Erziehung und Wertebildung sowie die Einnahme von heilkräftigen Ayurvedakräutern sind sinnvoll, um die Gesundheit des Kindes auf körperlicher, geistiger und emotionaler Ebene zu kräftigen oder wieder herzustellen.

Gelingt es uns, Kinder die ersten zehn Lebensjahre gut und vitalstoffreich zu ernähren, so schaffen wir eine gesunde Lebensgrundlage.

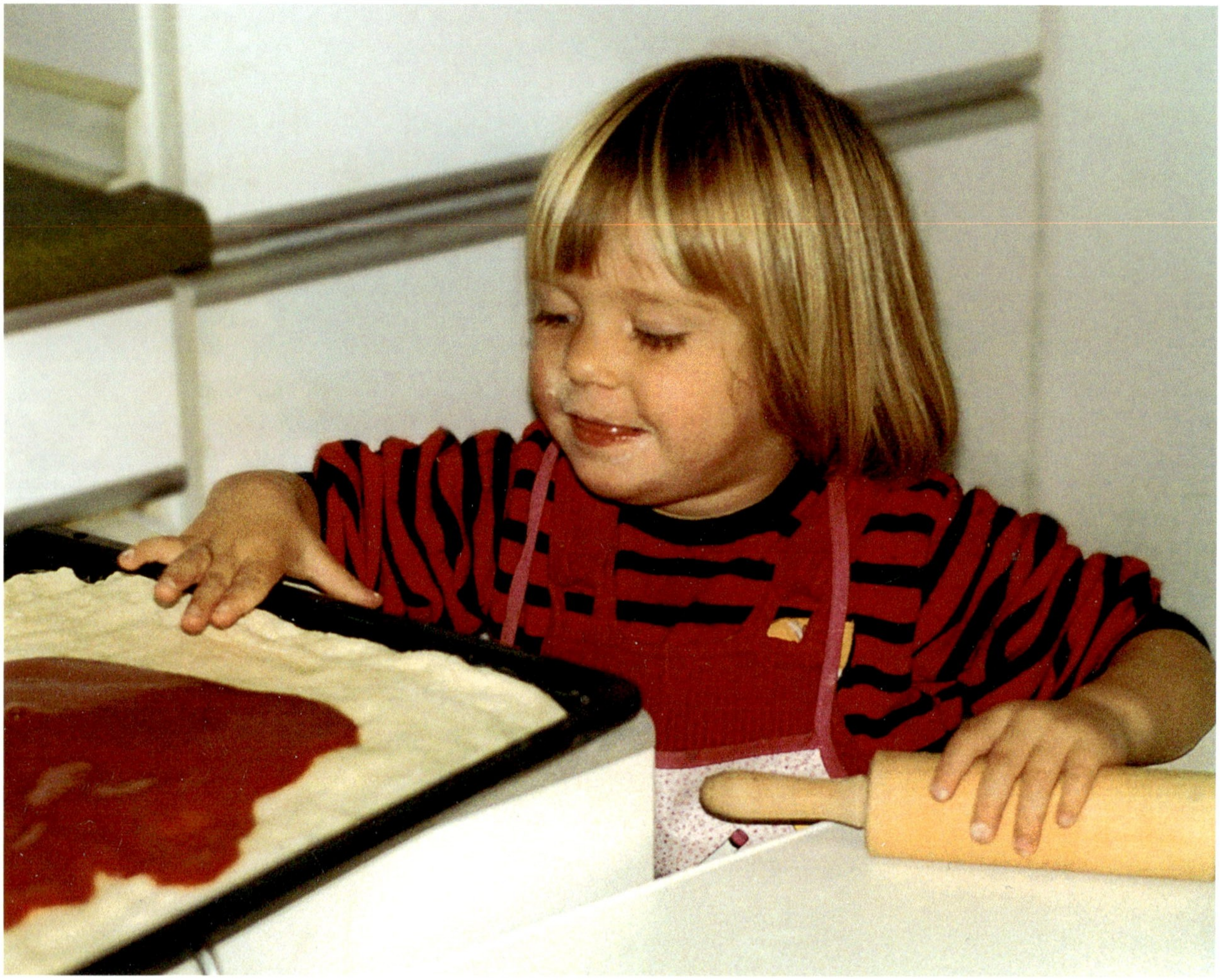

Beim Kochen und Backen mithelfen macht Spass.

Laut Ayurveda kann sich eine ausgeglichene Konstitution mehr als 20 Jahre Raubbau mit der eigenen Gesundheit leisten, bevor starke Beschwerden auftreten. Haben wir jedoch nur ein labiles Körpersystem, so reichen bereits wenige Fehler, um den gesamten Organismus aus dem Gleichgewicht zu bringen. So lohnt sich der Einsatz für eine natürliche und ausgleichende Ernährungsform in der Kindheit in potenzierter Weise.

Der Ernährung des Kindes einen übermäßigen Stellenwert zuzuordnen ist ebenfalls gesundheitsschädlich, denn eine zu strenge Ernährung macht die Kinder zu Außenseitern im sozialen Leben, und dies kann weit größere Schäden als ein kleines Eis oder ein paar Gummibärchen hervorrufen. Kinder wollen sich durch eine gesunde Ernährungsform nicht gegängelt und kontrolliert fühlen.

Je älter die Kinder werden, umso besser können sie den Sinn einer guten Ernährung verstehen. Gelingt es den Eltern jedoch nicht, eine positive, gemeinsame Übereinstimmung in Ernährungsfragen mit den Heranwachsenden zu erzielen, so werden sich diese immer stärker der häuslichen Ernährung entziehen. Beziehen Sie deshalb Ihre Kinder frühzeitig in die Speiseplangestaltung mit ein und überlegen Sie gemeinsam, wie Sie Ihre Mahlzeiten zubereiten und gestalten möchten.

Wichtige Ayurvedaernährungsregeln für Kinder

1. Kinder brauchen frische, liebevoll zubereitete und abwechslungsreiche Speisen.
2. Kinder sollten in Ruhe und im regelmäßigen Rhythmus essen.
3. Sehr schwere, süße, saure oder salzige Nahrungsmittel (speziell Fertigprodukte) sind für Kinder ungeeignet.
4. Gekochte Gemüse, leichte Getreide, frische süße Früchte und Trockenfrüchte sind wichtige Bestandteile einer gesunden Kinderernährung.
5. Frische Kuh- oder Ziegenmilch sollte in den Speiseplan von Kindern integriert werden, muss aber alleine (speziell nicht in Kombination mit Fisch, Fleisch, Eiern, sauren Früchten) eingenommen werden.
6. Milchprodukte wie Joghurt, Quark oder Käse sollten nur in sehr kleinen Mengen gegessen werden – und nur, wenn keine Kapha-Störungen (wie beispielsweise Erkältungskrankheiten, Verschleimung, asthmatische Beschwerden) vorliegen.
7. Zitrusfrüchte, Beeren und Tomaten sollten nur in sehr kleinen Mengen gegessen werden und nur, wenn keine Pitta-Störungen (wie etwa Hautrötungen und -erkrankungen, Entzündungen und Verhaltensauffälligkeiten in Form von übermäßiger Aggression und Unruhe) vorliegen.
8. Kalte, trockene und chemisch veränderte Speisen wie übermäßig viel Brot, Kekse sowie alle konservierten Nahrungsmittel mit Emulgatoren und Geschmacksverstärker sollten gemieden werden, ganz besonders wenn Vata-Störungen wie Nervosität, Bettnässen, Schlafstörungen, Hyperaktivität und Immunschwäche vorliegen.
9. Saure Früchte und Tomaten nicht zusammen mit Milchprodukten oder Käse kombinieren.
10. Schenken Sie Ihren Kindern viel Zuwendung, Zeit und Aufmerksamkeit beim Essen, denn während der Mahlzeiten werden auch positive Emotionen aufgenommen und verdaut. Die wichtigste Nahrung für Kinder ist Liebe, Liebe, Liebe.

Gut genährt im Mutterleib

Die Ernährung des Kindes beginnt bereits im Mutterleib. Wie bereits beschrieben, werden dem Verhalten und der Ernährung der Mutter sowie den äußeren Lebenseinflüssen während der Schwangerschaft höchste Bedeutung in der Konstitutionsbildung und -ausprägung beigemessen. Je harmonischer, energiestärkender und geschützter die Schwangerschaft für Mutter und Kind verläuft, umso substanzvoller kann sich die Qualität der Doshas, Dhatus und Ojas heranbilden. Gelingt es der Frau, sich während der Schwangerschaft mentalen Anstrengungen und Stress sowie körperlichen Belastungen und Auszehrungen zu enthalten, so genügen die allgemeinen Grundempfehlungen der ayurvedischen Ernährung, um eine gesunde Entwicklung und stabile Konstitution des Kindes zu gewährleisten. Benötigt die Schwangere hingegen eine Aufbautherapie, um die eigenen Belastungen und Mangelzustände auszugleichen, so kann sie mithilfe von speziellen Massagen und Ölbehandlungen sowie Nahrungsmitteln, Kräutern und Zubereitungsformen aus der Rasayana-Lehre des Ayurveda einen wirkungsvollen Ausgleich schaffen.

Ernährung für Mutter und Kind während der Schwangerschaft

Schwangerschaftsphase	Ernährungsempfehlungen	Lebensempfehlungen	Gesundheitsempfehlungen
vor der Empfängnis	– alle grünen (eisenhaltigen) Gemüse bevorzugen – weißen und grünen Spargel essen, um Flüssigkeit zu eliminieren – gekochte Artischocken oder frischen Artischockensaft zur Blutreinigung – stoffwechselanregende Gewürze und Kräuter wie Ingwer, Pippali, Bockshornklee – hochwertige Fette und Ghee verwenden – auf saure Früchte, insbesondere Ananas und Papaya verzichten	– optimal ist es, vor der Empfängnis den Körper mit einer Reinigungskur (Panchakarma) von allen Giftstoffen zu befreien – keine natürlichen Aktivitäten wie Urinieren, Stuhlgang, Schlafen, Essen, Trinken usw. unterdrücken – regelmäßige Eigenölbehandlungen mit einem ayurvedischen Massageöl (Bala, Dashamula oder Nirgundi) – Entspannung, Bewegung, Meditation	Die Einnahme von Rasayanas (energiesteigernden Nahrungsergänzungen) ist sehr empfehlenswert: – Shatavari (Asparagus racemosus), je 1 Teelöffel am Morgen und am Abend vor dem Essen. Steigert die Fruchtbarkeit, vergrößert Brust und Gebärmutter – Sarsaparille, wirkt kühlend und blutreinigend – Ashoka (Saraca indica) stärkt das Endometrium, hilft bei Blutungen und Durchfall – Safran, Muskat, Betelnuss, Honig und Ghee zur Steigerung der Fruchtbarkeit (Vajikarana)
in den ersten Wochen der Schwangerschaft	– alle schweren, heißen und sauren Nahrungsmittel vermeiden – auf Alkohol, Knoblauch und Fleisch (außer Geflügel und Fisch) verzichten – Getreide wie Gerste, Hirse, Weizen und Reis bevorzugen – regelmäßig Hülsenfrüchte essen, wie Linsen, grüne Mungobohnen, Kichererbsen – Wurzelgemüse und grüne Blattgemüse bevorzugen	Zur idealen Lebensführung während der Schwangerschaft gehören: – alle Dinge, die glücklich machen – Sorgen und Stress vermeiden – regelmäßige Mahlzeiten und Ruhephasen – körperliche Anstrengungen meiden	1 Esslöffel Joghurt mit 1 Messerspitze Heilerde mischen und am Vormittag einnehmen, zur Förderung des Zellstoffwechsels und des Gewebeaufbaus. Nährende Rasayana-Nahrungsmittel wie Milch, Honig, Ghee, Mandeln, Cashewnüsse, Trockenfrüchte in den Speiseplan integrieren. Keine Ananas oder Papaya essen, sie sind in den Ursprungsländern des Ayurveda als »Pille danach« bekannt.

Schwangerschaftsphase	Ernährungsempfehlungen	Lebensempfehlungen	Gesundheitsempfehlungen
während der Schwangerschaft	– stets frische Gemüse und Früchte verwenden – viel gekochte Nahrung und wenig Rohkost essen – alle Gemüse (außer Pilzen und Zwiebeln) sind empfehlenswert – falls gewünscht, kann 2–3-mal pro Woche ein Mittagessen mit Geflügel, Fisch oder Eiern eingenommen werden – süße Früchte wie Mango, Aprikosen, Trauben und süße Äpfel bevorzugen – Milchreis und Ingwermilch sind besonders empfehlenswert	Das Verhalten der Mutter während der Schwangerschaft prägt die Konstitution des Kindes: – im harmonischen Rhythmus leben – früh aufstehen und früh schlafen gehen – eine Mittagspause machen und ruhen (nicht einschlafen!) – Ärger und Stress vermeiden – regelmäßige Bewegung wie Yoga, Spazierengehen usw. – regelmäßige Ölmassage und Morgenroutine	Am Morgen eine Tasse heiße Milch mit ½–1 Teelöffel Ashvaganda nährt Mutter und Kind. Bei Heißhunger auf Süßes (zeigt Mineralstoffmangel an) möglichst wenig Süßigkeiten essen, sondern Trockenfrüchte, Nüsse und Rasayana-Nahrungsergänzungen einnehmen. Bei Heißhunger auf Saures (zeigt intensives Gewebewachstum an) auf große Mengen von Zitrusfrüchten, Tomaten oder Essig verzichten und stattdessen Granatäpfel essen.
im letzten Schwangerschaftsmonat	– keine blähenden und kalten Nahrungsmittel einnehmen – am Abend leichte Suppen mit Gemüse, Reis oder Mungobohnen essen	– alle körperlichen und mentalen Anstrengungen meiden – in der Meditation verstärkt die Kommunikation mit dem Ungeborenen aufnehmen	Auberginen, Hing, schwarzer Pfeffer und Bockshornkleesamen stimulieren Apana-Vata – Nachtkerzenöl macht das Gewebe elastischer – Öleinläufe (Anuvasana Basti) zur Geburtseinleitung

Die ersten Lebensmonate

Während der ersten Lebenswochen und -monate gewinnt der Säugling von Tag zu Tag mehr Eigenständigkeit und Stabilität. Sein Wohlbefinden ist jedoch unmittelbar von dem Verhalten und der Ernährung der Mutter abhängig, durch die er körperlich, emotional und energetisch genährt, gestärkt und geschützt wird. Je ausgeglichener die Mutter sich fühlt, umso mehr Schutz und Raum erfährt das sensible Wesen des Kindes, um sich in seiner Konstitution zu entfalten und zu festigen.

So beginnt die richtige Kinderernährung und -erziehung damit, dass es der Mutter gut geht. Dazu ist es notwendig, dass die junge Mutter in den ersten Lebenswochen möglichst frei von Sorgen und Arbeitsbelastung sein sollte, sodass sie sich ausschließlich um die Versorgung und das Wohlergehen ihres Kindes kümmern kann. Das Baby wird genährt mit süßer Muttermilch, zärtlicher Berührung (Massage) und einer Atmosphäre, die von Ruhe, Harmonie und Liebe geprägt ist. Um dies zu erreichen, bedarf die Mutter der Unterstützung der ganzen Familie, die sie umsorgt und von den sonstigen Pflichten des Alltags entlastet.

Während der intensiven Zeit, welche die Mutter und das Neugeborene miteinander verbringen, lernt die Mutter auch die Konstitution ihres Kindes sowie seine verschiedenen Ausdrucksformen und Bedürfnisse kennen. Diese sind bei jedem Kind verschieden, und bereits vom ersten Atemzug an zeigt es uns, wer es ist und was es für sein gesundes Wachstum braucht!

Die typgerechten Dosha-Ausprägungen machen sich zuerst in den Schlaf- und Essgewohnheiten des Neugeborenen bemerkbar und durchdringen seine gesamte Entwicklung. Je besser es gelingt, die speziellen Bedürfnisse des Individuums zu befriedigen und positiv zu formen, umso stärker kann sich die gesunde Grundkonstitution (Prakriti) festigen und damit vielen Krankheitsanfälligkeiten und Störungen trotzen.

Die gesunde Ernährung des Säuglings ist zunächst denkbar einfach. Das Baby braucht Muttermilch, genügend Schlaf und frische Luft, um zu gedeihen.

So sollte die Mutter für sich selbst auf eine sehr gute Ernährung achten, in der sie alle energiespendenden Rasayana-Nahrungsmittel wie zum Beispiel Milch, Weizen und Mandeln bevorzugt. Regelmäßige, warme Mahlzeiten mit natürlich-hochwertigem Getreide, Wurzelgemüse, Nüssen, Fetten und Früchten nähren Mutter und Kind. Ebenso ist der Genuss von Eiern, Geflügel und Fisch in der sonst eher vegetarisch ausgerichteten Ayurvedaküche erlaubt. Sehr gut für das Wachstum des Kindes und die Milchproduktion sind neben Mangos und Mandeln auch leichte Hülsenfrüchte wie geschälte Mungobohnen oder Mansurlinsen. Um nach deren Verzehr keine Blähungen hervorzurufen, müssen sie jedoch mit entsprechenden Gewürzen (Kreuzkümmel, Hing, Ingwer) zubereitet werden, durch die Agni (Verdauungskraft) angeregt wird.

Entgegen der häufig vertretenen Meinung, schwer verdauliche Nahrungsmittel in der mütterlichen Ernährung rufen Blähungen beim Säugling hervor, sagt Ayurveda, das Hauptübel in der Verursachung von Blähungen liege in der Überlastung des Verdauungs- und Nervensystems der Stillenden. So ist es äußerst wichtig, dass die Mutter Stress jeglicher Art meidet und genügend Zeit für sich selbst und ruhigen Schlaf findet.

Mit drei warmen Mahlzeiten am Tag und dem Vermeiden von Zwischenmahlzeiten kann das Verdauungssystem stabilisiert werden, und alle Mahlzeiten können vollständig resorbiert werden. Futtert die Stillende jedoch zwischen den Mahlzeiten unkontrolliert Süßigkeiten und Snacks in sich hinein, so entstehen Gärungs- und Fäulnisprozesse (Ama), die sich unmittelbar auf die Qualität der Muttermilch auswirken.

Ungeachtet dessen leiden viele Frauen in der Stillzeit an unüberwindlichen Heißhungerattacken, die sich schlecht kontrollieren lassen. Dies hängt aus ayurvedischer Sicht mit dem Verlust von Ojas zusammen: Während der Schwangerschaft und Geburt verliert die Frau mehr als die Hälfte ihrer Vital- und Immunkräfte (Ojas). Die leeren Energiedepots können während der Stillzeit nicht aufgefüllt werden und schreien nun nach Nachschub. Befriedigt die junge Mutter diesen Heißhunger jedoch mit Süßigkeiten und minderwertiger Nahrung, kann der Körper daraus nicht die notwendigen Aufbaustoffe gewinnen. Folglich werden noch mehr Gelüste und unkontrollierte Heißhungeranfälle produziert. Wird der übermäßig starke Appetit jedoch genutzt, um während der Mahlzeiten wertvolle, energiereiche Nahrungsmittel einzunehmen, so erhält der

Besonders empfehlenswerte Nahrungsmittel während der Stillzeit	Milch (Ziegen- oder Kuhmilch), Gerste, Weizen, Ghee, Sesamöl, viel Flüssigkeit, Reis, Nüsse, Kokosnuss, Kürbis, Mungdal, Zuckerrohrprodukte, Kartoffeln, Trauben, Rosinen, Mandeln, Süßholz, Asafoetida, Ingwer, Cumin, Zimt
Zu meidende Nahrungsmittel während der Stillzeit	schwer verdauliche Nahrung, Senf, Schweine- und Rindfleisch, Zwiebeln

Organismus alles, was er für seinen gesunden Zellaufbau benötigt, und der Heißhunger verschwindet rasch.

Nicht nur für die Stillende, sondern auch für das Neugeborene sind Ruhe, Regelmäßigkeit und Rhythmus von unschätzbarem Wert, wenn es um die Kräfte seines Verdauungsfeuers geht. Bereits in den ersten Lebenswochen werden positive Grundwerte einer gesunden Ernährung angelegt, die ein festes Fundament für alle Wachstums- und Lebensphasen darstellen. Ayurvedische Ernährungsregeln wie nicht zu viel und nicht zu wenig zu essen, die Nahrung im regelmäßigen Rhythmus und in entspannter Atmosphäre einzunehmen und nach dem Essen alle Aufregung zu meiden, gelten vom ersten bis zum letzten Lebenstag.

Entsprechend der individuellen Konstitution hat jedes Baby seine eigenen Vorlieben und Bedürfnisse beim Stillen, deren Berücksichtigung einen wichtigen Beitrag in der ganzheitlichen Kinderpflege darstellen. Ob der Säugling einen Drei- oder Vier-Stunden-Rhythmus bevorzugt, ob er bereits nach wenigen Wochen nachts durchschläft oder von heftigen Blähungen geplagt wird, hängt überwiegend von seiner konstitutionsgerechten Dosha-Verteilung ab.

Aus eigener Erfahrung kann ich mich noch sehr gut an den sensiblen Vata-Appetit meiner Tochter erinnern, die immer sehr ungeduldig beim Trinken war, sich häufig verschluckte und anschließend von Koliken geplagt wurde. Ihr älterer Kapha-Bruder hingegen war ein echter Genießer, der stundenlang an der Brust nuckeln konnte und beim Trinken immer wieder einschlief. Bei einem Pitta-Kind hingegen erlebt die Mutter, was es heißt, wenn ein Baby richtig Hunger hat: entrüstete Zornesausbrüche und jämmerliches Weinen, wenn die Mama einmal nicht sofort als Nahrungsspenderin zur Stelle ist. Die Neigung zum heftigen Aufstoßen ist auch typisch für diese Dosha-Ausprägung.

Da die Bedürfnisse des Babys beim Stillen häufig sehr unterschiedlich sein können, ist es sehr wichtig, dass die Mutter bereits in den ersten Lebenswochen auf die Reaktionen ihres Kindes achtet und diese auf ganzheitliche Weise in ihrem Umgang mit dem Säugling berücksichtigt. Grundsätzlich können wir die Doshas des Kindes ausgleichen, indem die Mutter eine für die Konstitution des Kindes sinnvolle Ernährung zu sich nimmt. Leidet das Baby also unter Koliken und Schreianfällen, was eine typische Vata-Störung darstellt, so sollte die Mutter unbedingt vatareduzierende Ernährungs- und Verhaltensregeln befolgen, die sich von ihr auf das Kind übertragen. Wird der Säugling von Pitta-Störungen geplagt, wie zum Beispiel Hautbrennen oder Entzündungen, so ist eine pittareduzierende Diät der Mutter – in der sie alle sauren, scharfen und salzigen Speisen meidet – unerlässlich.

Ist es der Mutter aus gesundheitlichen Gründen nicht möglich, ihr Kind zu stillen, so ist dies sehr bedauerlich. Einen wirklichen Ersatz für die Nähr- und Liebesqualität der Muttermilch gibt es nicht, doch wenn es nicht anders geht, so kann der Verlust durch »Ersatznahrungsmittel« so gering wie möglich gehalten werden. Da der Einsatz von Ammen in unserer Gesellschaftsform nicht mehr üblich ist, sollten als Alternative zur Muttermilch am ehesten Ziegenmilch (am Anfang mit Wasser verdünnt), Reismilch, Reisschleim und Mandelmilch gegeben werden. Die gleichen Nahrungsmittel werden auch für die ersten »zugefütterten« Mahlzeiten verwendet. Kuhmilch und Kuhmilchprodukte sollten im ersten Lebensjahr gemieden werden.

Erste Nahrungsmittel für das Baby

zum Zufüttern und nach dem Abstillen vor dem 6. Monat	Erste Fläschchenmahlzeiten für den Säugling können Reisschleim, Gerstenschleim, Mandelmilch und verdünnte Ziegenmilch sein.
nach dem Abstillen vom 6. bis 9. Monat	Ziegenmilch, Reisschleim, Gerstenschleim Übergewichtige Babys sollten zuerst Wasser, dann Milch bekommen. Das gilt auch für Babys, die Milch erbrechen. Hat ein Kind unter der Milchernährung übermäßig viel Stuhlgang, ist die Verdauungskraft schlecht, sollte die Milch mit Wasser verdünnt werden. Frische Fruchtsäfte von süßen Früchten mit Wasser verdünnt und gekochtes Getreide können zugefüttert werden.
vom 9. bis 12. Monat	Nun kann auch mit etwas Wasser verdünnte Kuhmilch, gekochter Gemüse-, Getreide- oder Früchtebrei gegeben werden.

Ernährungsempfehlungen für die Mutter während der Stillzeit

1. Essen Sie ausschließlich frisch gekochte Nahrung mit Bioqualität, und verzichten Sie auf Fertigprodukte aller Art.
2. Bevorzugen Sie alle süßen und leicht verdaulichen Gemüse wie Karotten, Rote Bete (Rande), Pastinaken, Kürbis und Kartoffeln.
3. Würzen Sie Ihre Speisen mit etwas Steinsalz, dies stärkt das Nervensystem und vermehrt die Feuchtigkeit in ihrem Körper. Bittere Gemüse und Kräuter wirken reinigend auf die Muttermilch und helfen bei zu viel Milchbildung und Brustentzündungen.
4. Klare Gemüsesuppen mit Geflügel oder pochierten Eiern sind während der Stillzeit erlaubt und empfehlenswert.
5. Beachten Sie stets die richtigen Nahrungsmittelkombinationen, indem Sie Milch und Milchprodukte nicht mit anderen tierischen Eiweißen, sauren Früchten, Salz oder Rettich mischen und rohe Früchte nur alleine essen. Ebenso ist es leichter verdaulich, Fleisch, Fisch und Geflügel nur mit Reis und Gemüse zu kombinieren und nicht mit anderen Getreiden.
6. Achten Sie auf die richtige Nahrungsmenge und Zusammenstellung: Dabei sollte die Hälfte der Nahrung aus festen Substanzen sein, ein Viertel sollte flüssig sein und ein Viertel frei bleiben zur guten Verdauung.
7. Trinken Sie keine kalten Getränke, sondern bevorzugen Sie warmes Wasser und Kräutertees.
8. Essen Sie stets in Ruhe, und gönnen Sie sich eine Verdauungspause von mindestens drei bis vier Stunden ohne Zwischenmahlzeit.
9. Machen Sie keine Diät, um Körpergewebe (Gewicht) abzubauen. Damit entziehen Sie Ihrem Körper die notwendigen Reserveenergien für die Stillzeit.

Die ersten Mahlzeiten

Spätestens wenn die ersten Zähnchen kommen, sollte die Mutter darüber nachdenken, ob es nicht an der Zeit ist, das Baby abzustillen. Aus ayurvedischer Sicht wird es als optimal angesehen, wenn es der Mutter gelingt, ihren Säugling mindestens sechs Monate zu stillen. Eine übermäßige Ausdehnung der Stillzeit stellt für den Gewebeaufbau (Dhatvagni) der Frau eine große Herausforderung dar und ist nur für junge Mütter (bis 25 Jahre) bei gesunder Ernährungs- und Lebensweise empfehlenswert. Bereits in den früheren Lebensmonaten kann zugefüttert werden, damit das Kind – entsprechend seiner typgerechten Bedürfnisse und Verdauungskraft – genügend substanzvolle Aufbaustoffe erhält. Mit der ersten zusätzlichen Mahlzeit sollte zur

Ernährungs- und Gesundheitsempfehlungen zum Dosha-Ausgleich bei Kindern

Dosha-Dominanz	zu empfehlen (Pathya)	zu meiden (Apathya)
Ernährung bei gesunden Kindern oder Vata-Störungen	Milch (Ziegen oder Kuhmilch), Getreidebrei warm, Gerste, Weizen, Ghee, Sesamöl, Reis, Nüsse, Kokosnuss, Kürbis, Mungdal, Zuckerrohrprodukte, Kartoffeln, Karotten, Trauben, Rosinen, Mandeln, Süßholz, Asafoetida, Ingwer, Cumin, Zimt	keine schwer verdauliche Nahrung, unregelmäßige Ernährung, inkompatible Nahrung, fettiges, saures, scharfes oder irritierendes Essen, ständiges Essen, Unterdrückung der Ausscheidungsreflexe (Vegasamdhara)
Ernährung bei erhöhtem Kapha	Ziegenmilch (verdünnt) mit Ingwer, Kardamom und Zimt, Getreidebrei, Roggenbrot, Gerste, Honig (erst ab dem 1. Lebensjahr), Wärme, Windstille, warme Bäder	Hafermilchbrei, Süßigkeiten, Zucker, Fermentiertes, zum Beispiel mit Hefe, Frittiertes, Bananen, Joghurt, Käse, Quark, Eis, Fertigprodukte, Rohkost, Tomatenkonzentrat, kalte Nahrung und Getränke, saures Obst oder Obstsäfte, Schwimmen in kalten Gewässern, Spaziergänge oder Spielen in kühlem Regen, Zugluft
Ernährung bei erhöhtem Pitta	Ziegenmilch, Weizen, Gerste, Eis in geringen Mengen, Rohkost, süßes Obst und Gemüse wie Karotten, Rote Bete (Rande), grünes Gemüse wie Spinat, Salat, Süßspeisen wie Pudding mit Safran und Kardamom, reines Marzipan, Vollkornkekse mit Honig oder Rohrzucker gesüßt	Saures, Fettiges und Scharfes, rotes Fleisch, Eier, Tomatenkonzentrat, Käse, Joghurt, Quark, saures Obst oder Obstsäfte, Fermentiertes, Frittiertes (Pommes, Chips), keine Industriesüßigkeiten mit chemischen Zusätzen oder Nuss-Schokoladen-Riegel

besten Verdauungszeit des Säuglings – am Mittag – begonnen werden. Hier brennt Agni von Natur aus stärker, und das Kind reagiert meist positiv auf die neuen Ernährungsgewohnheiten. Die Hoffnung vieler Eltern, mit der ersten Mahlzeit am Abend zu beginnen, damit das Kind besser durchschläft, funktioniert selten, da in den Abendstunden die Verdauungssäfte natürlicherweise schwächer sind und eine übermäßige Abendmahlzeit zu Vata- oder Kaphastörungen führt. Optimal ist es, mit einem gut verwertbaren Mittagessen aus einem frisch gekochten, süßen, pürierten Gemüse zu beginnen. Verträgt dies das Baby gut, so können nach einer Weile auch andere Gemüsesorten und später auch Kartoffeln und Getreide gegeben werden. Als zweite Mahlzeit dienen am Vormittag gedünstete, süße Früchte oder am frühen Abend ein Getreidebrei aus Weizen, Gerste oder Reis. So lange zusätzlich gestillt wird, sollte auf alle Milchprodukte (außer Ghee) verzichtet werden. Die Muttermilch allerdings ergänzt jede Mahlzeit und kann – falls gewünscht – als entspannender Nachtisch zugefüttert werden.

Ernährung für Kleinkinder

Sobald das Kind seinen Mobilitätsradius ausdehnt und mit vollem Elan das Leben zu entdecken beginnt, benötigt es leichte und vitalstoffreiche Nahrung, die ihm alle notwendigen Substanzen für das körperliche und geistige Wachstum schenken. Die klassische Ayurvedaheilkunde empfiehlt – speziell für das psychische Gleichgewicht – eine vegetarische Kost mit viel Gemüse, Getreide, Früchten, Nüssen, Hülsenfrüchten und hochwertigen Fetten. Milch und Milchprodukte können in spezieller Kombination in Maßen in den Speiseplan integriert werden, sollten aber bei Hals-Nasen-Ohren-Problemen, asthmatischen Beschwerden und Erkältungskrankheiten gemieden werden.

Normalerweise verbinden Kinder in diesem Lebensalter große Freude und Begeisterung für gutes Essen. Diese positive Einstellung mit gesunden und frisch zubereiteten Mahlzeiten zu verbinden, belebt den ganzen Familienalltag. Gelingt es, eine Ernährung ohne Fertigprodukte für das Kind zu gestalten, ist bereits eine der wichtigsten Ayurvedaernährungsregeln erfüllt: Frische, liebevoll zubereitete Speisen mit Grundnahrungsmitteln aus der Region und frei von Konservierungsstoffen, Emulgatoren und Geschmacksverstärkern schenken die optimale Basis für ein gesundes Wachstum und eine harmonische Entwicklung.

Richtig Essen im Kindergarten- und Schulalter

Ab dem vierten Lebensjahr beginnt ein neuer Lebensabschnitt für Mutter und Kind. Das Kind wird selbstständiger, entwickelt eigene Beziehungen und Freundschaften und bringt sich nun sehr deutlich – entsprechend seiner Konstitution – in das soziale Leben ein.

Für die gesunde Kinderernährung kann dies eine pädagogische Herausforderung darstellen, wenn emotionale Spannungen über das Essen kompensiert werden. Da wird beim Essen gezappelt und gemeckert – nicht weil das Essen schlecht schmeckt, sondern aufgrund subtiler Auseinandersetzungen mit den Eltern, Geschwistern oder anderen Kindern. Oftmals sind die Mahlzeiten die einzige Zeit am Tag, in der die Familie zusammenkommt, und hier drückt das Kind nun seine Sorgen, Wünsche und Bedürfnisse auf aufsehenerregende Weise aus.

In diesem Spannungsfeld die Balance zwischen Disziplin und Toleranz zu finden, ist für die Eltern manchmal gar nicht so einfach. Einerseits ist es wichtig, dass Kinder liebevolle Konsequenz in der Ernährung erfahren und Wünsche nach schädlichen Nahrungsmitteln (wie etwa Süßigkeiten) keine unmittelbare Erfüllung finden, andererseits sollte der richtigen Ernährung auch kein unangemessen großer Stellenwert eingeräumt werden, denn Ernährung ist keine Religion, und kleine Ausnahmen schaden dem körperlichen Wohlergehen häufig weniger, während übermäßige Strenge in der Ernährung die kindliche Psyche überfordert und zu Verhaltensstörungen führen kann. So kenne ich einige Kinder, die Geld aus der Börse ihrer Eltern entwendet haben, um heimlich Süßigkeiten zu kaufen oder andere, die als Gegenreaktion auf die »Öko-Diktatur« ihrer Eltern nur noch Fast Food aus der Dose und der Tiefkühltruhe zu sich nehmen und einen radikalen Essensstreik austragen.

Gesunde Alternativen und kreative Essensgeschichten

Selbstverständlich ist es wichtig und notwendig, gewisse Ernährungsprinzipien konsequent umzusetzen. Der Fokus sollte dabei auf die individuelle Konstitution des Kindes gerichtet sein. Ein disziplinierter Verzicht auf Eiscreme oder Quarkspeisen ist sicherlich nicht für alle Kinder notwendig, sondern nur für diejenigen, die eine starke Kapha-Anfälligkeit (zum Beispiel häufige Erkältungen, verstopfte Nase) haben, während Pitta-Kinder äußerst sensibel auf Tomaten und saure Früchte reagieren, besonders, wenn diese zusammen mit Käse oder Joghurt gegessen werden.

Ganz wichtig ist es, eine Alternative zu schaffen, mit der die schlecht verträglichen Speisen gegen gesunde und wohlschmeckende ausgetauscht werden. Statt Nudeln mit saurer Tomatensauce bereiten wir leckere Nudeln mit roter Gemüse-Kräuter-Sauce zu, statt Käsepizza eine Gemüsepizza und zum Nachtisch reicht das ayurvedische Repertoire von knusprigen Waffeln mit Mangorahm bis zum Schokoladenpudding.

Lustige Essensgeschichten und fantasieanregende Essensbilder sind ebenfalls eine Motivation für gutes und gesundes Essen. Bei meinen eigenen Kindern waren die rund geschnittene Karin-Kreis-Karotte, der eckige Quamo-Quadrat-Kohlrabi und die dreieckigen Dora-Dreieck-Paprikastückchen für lange Zeit tägliche Besucher am Mittagstisch, und sie erlebten viele Abenteuer, wenn sie gemeinsam durch die Risi-Pisi-Reiswüste wanderten oder ihren Weg durch den Salatdschungel finden mussten. Aus Nudelsaucen wurden Zaubersaucen, die uns ins Traumland von Feen und Elfen brachten, und der Kartoffelbrei mit Brokkoli schmeckte als Kartoffelberg mit Brokkoliwald, in dem kleine Mandelzwerge ihre Schätze hüten, gleich viel besser.

Kein Streit über das Essen

Wichtig ist es, Kinder in die Menüplanung mit einzubeziehen. Was wünscht sich das Kind zu essen? Was mag es besonders gern? Diese Vorlieben auf gute Weise umzusetzen und auch als Highlight nach weniger beliebten Speisen einzusetzen, wirkt sich äußerst positiv auf die gemeinsamen Familienmahlzeiten aus.

Kinder wollen aktiv Anteil nehmen an ihrer Ernährungsgestaltung und verstehen, warum bestimmte Nahrungsmittel für sie besser und andere weniger gut sind. Nutzen Sie das gemeinsame Kochen und Einkaufen, um dem Kind das gewünschte Wissen über sich, seine Konstitution, sein Verdauungsfeuer und seine Ernährungsgewohnheiten zu vermitteln, dann kann es mit Ihnen gemeinsam auf sein körperliches und emotionales Wohlergehen achten.

Schwierig wird es immer dann, wenn innerhalb der Familie Konflikte über die Art und Weise der Ernährung bestehen. Nichts verwirrt ein Kind mehr, als wenn der Vater destruktiv über die Suppe meckert, die Oma gegen die Ernährungsregeln interveniert, das Kind heimlich Süßigkeiten von ihr zugesteckt bekommt oder es bei den gemeinsamen Mahlzeiten zu offenen Diät-Streitereien kommt. Die für die Erziehung und Gesundheit des Kindes verantwortlichen Erziehungsberechtigten sollten dies unter sich abklären und dem Kind mit einer einheitlichen und geradlinigen Ernährungs- und Lebensgestaltung begegnen, an der es sich orientieren kann.

Laut Ayurveda sollten alle anregenden Diskussionen, Streitgespräche und Konflikte niemals direkt beim Essen ausgetragen werden, denn für eine gute Verdauung benötigen wir eine entspannte und friedliche Atmosphäre beim Essen. Bestimmen stattdessen Stress und Streit das Klima um den Esstisch, so nehmen alle Anwesenden unmittelbar die negativen Emotionen in sich auf, die innere Anspannung setzt das Verdauungssystem außer Kraft und vernichtet notwendige Verdauungssäfte.

»Ayurvedisch« muss nicht gleich indisch sein

Die Ernährung ayurvedisch zu gestalten, entspricht manchmal nicht den Wunschvorstellungen aller Familienmitglieder. Die Befürchtung, nun eine »indische Yoga-Diät« befolgen zu müssen, schafft Vorurteile und Ängste. Dass diese Sorge in keinster Weise berechtigt ist und nicht auf die Ayurvedaernährung zutrifft, können Sie ganz einfach dadurch belegen, indem Sie einige der in diesem Buch aufgeführten Rezepte ausprobieren, ohne vorher anzukündigen, dass sie heute ganz gesund und ayurvedisch kochen.

Die Ayurvedaernährung vermittelt vor allem ein intelligentes Verständnis von der Natur des Menschen und seiner individuellen Konstitution. Daraus resultieren einige konstruktive Ernährungsvorschläge, die sich positiv auf den Körper, auf den Geist und auf die Verdauung auswirken. Entsprechend des Klimas und des Kulturkreises der ayurvedischen Ursprungsländer Indien und Sri Lanka finden wir viele klassische Ayurvedarezepte mit asiatischem Flair und hervorragendem Geschmack, in der eine vielseitige Gewürzpalette Verwendung findet. Doch nicht jeder liebt den Geschmack von Kreuzkümmel, Koriander und Kurkuma. Und um sich ayurvedisch zu ernähren, ist es nicht unbedingt notwendig, indische Gewürze oder Rezepte für die eigene Küche zu übernehmen. Gerade in der Kinderküche stoßen wir auf wenig Begeisterung, wenn es ausschließlich Reis und Dal (Linsenbrei) mit indischen Masalagewürzen zu essen gibt. Vielmehr wünschen sich unsere Kleinen eine leckere Lasagne, Bratkartoffeln oder Törtchen, die wir auf ayurvedische Art herstellen können. Statt exotischer Gemüse, Früchte und Gewürze zu verwenden, greifen wir in der ayurvedischen Kinderküche lieber auf biologische Nahrungsmittel – wenn möglich aus der

Region – und frische Gartenkräuter zurück und lassen damit Freude und Gesundheit durch das Essen schenken.

Mit oder ohne Fleisch?

Die Frage, ob eine Kinderernährung ausschließlich vegetarisch sein sollte, lässt sich nicht einfach mit Ja oder Nein beantworten, denn viele unterschiedliche Faktoren und Überlegungen spielen in der Beurteilung eine Rolle. Grundsätzlich ist die Ayurvedaküche nicht automatisch ein Verfechter der fleischlosen Ernährung, sondern betrachtet die unterschiedlichen tierischen Eiweiße differenziert mit ihrer grob- und feinstofflichen Wirkung im Rahmen einer Alltagsernährung oder im therapeutischen Einsatz.

Einige der größten Ernährungsfehler geschehen durch den übermäßigen Konsum und die falsche Zubereitung von Fleisch. Wird beispielsweise das tierische Eiweiß mit falschen Nahrungsmitteln kombiniert, so entstehen sofort toxische Giftstoffe, die den Organismus belasten. Ebenso ist der regelmäßige Genuss von Fleisch der spirituellen und geistigen Entwicklung abträglich.

In der Kinderernährung gilt: Je länger die Kinder vegetarisch ernährt werden können, umso besser für ihre persönliche Entwicklung und den harmonischen Reifeprozess. Damit keine Mangelerscheinungen auftreten, ist es unerlässlich, in den täglichen Speiseplan ausreichend Hülsenfrüchte und Nüsse zu integrieren. Gerade für Kinder, die unter Aggressionen, Hyperaktivität oder häufigen Entzündungen leiden, ist der Verzicht auf Fleisch unter therapeutischen Gesichtspunkten sinnvoll. Andere Kinder hingegen benötigen die kraftvolle Substanz und Stabilität, die sie aus dem Fleischverzehr gewinnen können und sollten ein- bis zweimal pro Woche etwas Geflügel mit viel Gemüse und etwas Reis (optimale Kombination!) verzehren.

Meine Kinder konnten mir immer sehr gut mitteilen, ob und wann sie gerne ihre Nahrung mit etwas Fleisch angereichert bekommen wollten. Meist war dies mit Phasen von körperlichen Wachstumsschüben, mentalem Stress oder auszehrenden Umweltbedingungen, wie sie zum Beispiel im Winter vorherrschen, verbunden. Aus gesundheitlicher Sicht kann dann unbedenklich mehr tierisches Eiweiß in den Speiseplan integriert werden. Als Regel für den Fleischgenuss gilt: Je kleiner und beweglicher die Tiere, umso besser. Das heißt, das Lamm ist besser als die Kuh, das Hühnchen besser als die Gans. Entsprechend der Konstitution sind unterschiedliche Fleischsorten mehr oder weniger zu empfehlen. Diese sollten möglichst mit etwas aromatischen Gewürzen und Kräutern auf leicht verdauliche Weise zubereitet werden und keinesfalls mit Milch, Milchprodukten, sauren Früchten oder anderen Fleischsorten gemischt werden.

Für viele Kinder stellt eine vegetarische Ernährung die ideale Kost dar, und sie verspüren keinerlei Verlangen nach Fleisch. Das ist wunderbar und sollte unbedingt unterstützt werden. Um Mangelerscheinungen vorzubeugen, sollte der tägliche Bedarf an Eiweißen und Fetten durch Hülsenfrüchte, Nüsse, Samen, hochwertige Öle und Ghee abgedeckt werden. Von einem Übermaß an Milchprodukten wie Joghurt, Quark oder Käse ist abzuraten. Frische Kuhmilch hingegen ist empfehlenswert, wenn sie nicht homogenisiert ist (Vorzugsmilch) und als alleinige Zwischenmahlzeit am Vormittag oder Abend mit etwas verdauungsfördernden Gewürzen (wie Kurkuma, Ingwer, Zimt) in angewärmter Temperatur genossen wird.

Ayurveda statt Fast Food: Gesunde Alternativen für Jugendliche

Je älter die Kinder werden, umso stärker prägt sich das in der Lebensmitte immer ausgeprägtere Pitta-Dosha aus. Die sprunghafte Vermehrung des Feuerelements können wir mit dem Einsetzen der Pubertät deutlich wahrnehmen: Die Kinder steigern ihre intellektuellen Fähigkeiten, eigenständige Meinungsbildung und emotionale Reizbarkeit in auffälliger Weise. Auch der Körper zeigt mit seiner Empfindlichkeit gegen saure, scharfe und heiße Speisen deutliche Pitta-Symptome, die sich in Hautunreinheiten, unangenehmen Körperausdünstungen und emotionaler Unausgeglichenheit entladen. Häufig verbrennt das jugendliche Pittafeuer auch die restlichen Kaphaanteile der früheren Kindheit, wodurch sich der Körper streckt und reinigt.

Eine gesunde Ernährung, die alle drei Doshas ausgleicht, ist für Jugendliche ganz besonders wichtig, um die häufig auftretenden Beschwerden wie zum Beispiel Akne, Antriebslosigkeit, Über- oder Untergewicht zu beheben. Dass die von Jugendlichen häufig bevorzugte Fast-Food-Ernährung mit ihren vielen salzigen, fettigen und sauren Speisen genau das Gegenteil von dem ist, was Ayurveda für diese Lebensphase empfiehlt, ist außerordentlich bedauerlich. Denn die schlechten Ernährungsgewohnheiten mit viel Fleisch, Süßigkeiten und Fertigprodukten belasten nicht nur den Körper mit zusätzlichen Giftstoffen, sondern haben auch eine negative Wirkung auf die Psyche, indem sie die »tamasische« Qualität der mentalen Konstitution (Manas prakriti) nähren, was zu geistiger Trägheit, Disziplinmangel, Suchtgefährdung und Freudlosigkeit führt. Der ausgeprägte Konsum von sehr salzigen und sauren Substanzen (wie Chips, Wurst oder Ketchup) hingegen macht das Gemüt aufbrausend, aggressiv und gierig. In diesem Kontext dienen frische und vitalstoffreiche Mahlzeiten der körperlichen und geistigen Gesundheit und Charakterstärkung für den Heranwachsenden.

Je stärker Jugendliche unter den typischen Beschwerdenbildern der pubertären Wachstumsphase leiden, umso konsequenter sollten die folgenden Hinweise befolgt werden:

1. Alle Fertig- und Tiefkühlprodukte, Fast Food und Konserven vermeiden.
2. Saure und fettige Speisen wie Tomaten, Zitrusfrüchte, Käse, Mayonnaise, zu viel Fleisch und Wurst vermeiden.
3. Den Genuss von Süßigkeiten, Schokolade und Erdnüssen so weit wie möglich reduzieren.
4. Täglich frische Früchte wie Trauben, Äpfel, Aprikosen, Melonen und alle Trockenfrüchte, am besten zwischen 10 Uhr und 15 Uhr essen.
5. Alle süßen Wurzelgemüse wie Kartoffeln, Karotten, Pastinaken oder Sellerie im Speiseplan bevorzugen. Ebenso alle bitteren Blattgemüse wie Spinat, Mangold, Chicorée, Radiccio häufig essen.
6. Regelmäßiger Sport und viel Bewegung an der frischen Luft gleichen Pitta auf optimale Weise aus.
7. Warmes Wasser trinken ist wie Duschen von innen und reinigt den ganzen Organismus. Optimal sind 1–1,5 Liter am Tag. Auch Kräutertees und Gewürztees mit Rosen- und Himbeerblättern, Brennnessel, Fenchel und Kreuzkümmel sind sehr gut.
8. Das Mittagessen sollte immer die Hauptmahlzeit sein. Salat, Gemüse, Getreide und Hülsenfrüchte schenken Kraft und Gesundheit für den ganzen Tag.
9. Eine Tasse heiße Milch mit etwas Safran, Kardamom und Zimt am Abend vor dem Schlafengehen schützt vor Heißhunger und Schlafstörungen.
10. Als ayurvedische Nahrungsergänzungen sind etwas Triphala, Amalaki und Weizengras optimal geeignet, das Hormon- und Dosha-System auszugleichen.
11. Zum Kochen sollte stets Ghee (Butterschmalz) verwendet werden, das am besten zu verdauende Fett.
12. Falsche Nahrungsmittelkombinationen wirken besonders schädlich auf die Haut und sollten gemieden werden:
   - Eier mit Milch, Joghurt, Melone, Käse, Früchten und Kartoffeln
   - Milch mit Fisch, sauren Früchten, Rettich oder Wassermelone
   - kalte Getränke mit fettigem Essen
   - kalte Speisen mit sehr heißen Speisen (zum Beispiel Eis mit heißen Beerenfrüchten)
   - Honig und Ghee zu gleicher Menge

Konstitutionsgerechte Grundregeln der Ayurvedaernährung

Neben den ayurvedischen Ernährungsempfehlungen für die unterschiedlichen Lebensphasen von Kindern zählen natürlich auch immer die allgemeinen Regeln der konstitutionsgerechten Ernährung. Diese sind vom Alter unabhängig und werden auf die individuelle Ausprägung des Dosha-Gleichgewichts abgestimmt. Die folgenden Ernährungsregeln des Ayurveda können für alle Familienmitglieder als Leitfaden für eine typgerechte Ernährungs- und Lebensweise dienen.

Ernährung zum Ausgleich von Vata

Kinder mit einer dominanten Vata-Konstitution sind echte Feinschmecker. Sie verfügen über einen ausgesprochen feinen Gaumen und können die Qualität der Speisen sehr gut wahrnehmen. Diese Gabe ermöglicht es ihnen, energiereiche und bekömmliche Speisen intuitiv auszuwählen und damit den Körper zu stärken und den Geist zu befriedigen. Aufgrund eines ausgeprägten Vatas leiden die betreffenden Konstitutionstypen jedoch unter unregelmäßigem Appetit, Blähungen, Verstopfung und einer tiefgreifenden Abneigung gegen Routine in den Ernährungs- und Lebensgewohnheiten.

Die wichtigsten Eigenschaften einer vataausgleichenden Ernährung lassen sich mit den Begriffen warm, befeuchtend, nährend, beruhigend, befriedigend und erdend beschreiben. Warme Speisen, Eintopfgerichte und einfache, mild gewürzte Mahlzeiten wirken nun besonders wohltuend. Bei Bedarf können auch süße Früchte, beruhigende Kräuter- und Gewürztees mit Honig und/oder Milch sowie eine warme Milch mit Honig zwischen den Mahlzeiten eingenommen werden.

Ernährung zum Ausgleich von Pitta

Ist bei einem Kind das Pitta ausgeprägt, so ist das Verdauungsfeuer von Natur aus stark und stabil. Das Kind hat einen guten Appetit und verfügt über viel Energie, Lebenskraft und Temperament. Wird das Pitta zu stark, produziert der Magen zu viel Säure, die Nahrung wird nun nicht mehr gut aufgeschlüsselt, und es können Beschwerden im Magen-Darm-Trakt, Sodbrennen und Kopfschmerzen auftreten.

Kalte, bittere und süße Nahrungsmittel bieten nun den idealen Ausgleich und schenken ruhevolle Kraft und Gelassenheit. Werden nun auch noch die scharfen und sauren Speisen vermieden, so wird sich die positive Wirkung unmittelbar im Hautbild und dem allgemeinen Wohlbefinden zeigen.

Besonders gut sind alle grünen Gemüse, Blattsalate und bitteren Kräuter. Diese reduzieren das Pitta, kühlen den Körper, stärken aber Agni. Damit stellen sie die optimale Therapie gegen alle Pitta-Verdauungsstörungen und Hautbeschwerden dar. Ghee, das ayurvedische Butterfett, ist ebenfalls ein wertvolles Therapeutikum, das die Speisen nicht nur sehr schmackhaft macht, sondern auch das Pitta reduziert.

Alle sauren Früchte und Gemüse, sehr salzigen Speisen wie Käse oder Fertigprodukte und Essig, Alkohol, Kaffee und Fleisch sollten vermieden werden. Stattdessen sind Wurzelgemüse wie Kartoffeln, Karotten und Sellerie, viel Blattgemüse wie Spinat oder Mangold und Rohkost zu bevorzugen.

Ernährung zum Ausgleich von Kapha

Kapha-Kinder streben nach Ruhe, Zufriedenheit und einem friedlichen Miteinander. Ist das Kapha im Dosha-Gefüge vorherrschend, so sind der Stoffwechsel und die Verdauung eher träge und das Agni schwach. Die Nahrung wird nur langsam verdaut, und der Organismus wird müde, schwer und antriebslos.

Zum Ausgleich von Kapha empfiehlt der Ayurveda eine leichte und anregende Kost, die den ganzen Organismus wieder in Schwung bringt. Alle Nahrungsmittel mit einer scharfen, leichten, trockenen, bitteren und erhitzenden Komponente sind jetzt besonders gut geeignet und schenken neue Energie und Lebenskraft.

Die Mahlzeiten sollten appetitanregend mit viel Gemüse, aromatischen Gewürzen und herben Kräutern zubereitet und unter Berücksichtigung der leicht verdaulichen Kombinationen zusammengestellt werden.

Alle Milchprodukte und tierischen Eiweiße wie Fleisch, Eier oder Käse belasten das Verdauungssystem in hohem Maße und führen unweigerlich zur Verschleimung und Gewichtszunahme. Deshalb sollten bei einem Übermaß an Kapha fettige Nahrungsmittel und tierische Eiweiße reduziert werden und viel grüne Gemüse und leichte Getreide (wie Gerste, Hirse oder Mais) den Speiseplan bestimmen.

Ernährung zum Ausgleich von Vata-Pitta

Die Ernährung eines Vata-Pitta-Kindes ist abhängig von seiner Umgebung und seinem Lebensstil. Je nachdem, welcher Dosha-Anteil überwiegt, sollte dieser mit einer ausgleichenden Ernährungsform besänftigt werden.

Am besten werden alle süßen und vitalstoffreichen Speisen vertragen, denn diese sind für Vata und Pitta gleichermaßen gut. Süße Früchte wie Trauben, Bananen, Äpfel und Mango, süße Gemüse wie Karotten, Kürbis und Kartoffeln, Nüsse, Getreide, Milch und Rahm nähren und befriedigen Körper und Geist.

Die sauren und scharfen Speisen und Gewürze werden normalerweise weniger gut vertragen und sollten vom Speiseplan weitgehend gestrichen werden. So ist zum Beispiel eine scharfe Tomatensuppe mit Chili und Meerrettich kein geeignetes Abendessen für einen Vata-Pitta-Typen. Stattdessen sollte lieber eine schöne Kürbissuppe mit Ingwer und Koriander gewählt werden.

Entscheidend bei der Auswahl der richtigen Speisen ist immer die Menge und die Kombination. So ist beispielsweise ein bisschen Joghurt sehr gut für Vata, da es den Körper befeuchtet, aber in zu großer Menge blockiert es die Körperkanäle (Srotas) und wirkt sauer, wodurch Pitta gestört werden kann.

Die wichtigsten Eigenschaften für eine vataausgleichende Ernährung sind süß, nährend, stabilisierend und energiespendend. Wärmende, befeuchtende und leicht pikante Speisen sind immer dann gut, wenn der Vata-Anteil hoch ist. Leicht kühlende, bittere und rohe Speisen können immer gut verwertet werden, wenn die Pitta-Kraft den Stoffwechsel dominiert.

Ernährung zum Ausgleich von Vata-Kapha

Wenn Vata und Kapha die Konstitution eines Kindes bestimmen, so ist der Mangel am Feuer-Element ausgeprägt, denn beide Doshas sind gleichermaßen kalt und benötigen anregende Wärme durch gekochte Speisen und pikante Gewürze. Ingwer, Pfeffer und Muskat gehören genauso auf den täglichen Speiseplan wie frisch zubereitete Gemüsegerichte und Eintöpfe.

Ernährung zum Ausgleich von Pitta-Kapha

Kinder mit einer Pitta-Kapha-Konstitution erfreuen sich normalerweise guter Gesundheit, Ausdauer und eigenwilliger Persönlichkeit. Sie essen gut und gerne und erfreuen sich einer unkomplizierten Verdauung. Stark ausgeprägt ist das Wasser-Element, was durch alle bitteren Gemüse und frischen Kräuter ausgeglichen werden kann. Der bittere Geschmack von Chicorée, Radiccio, Artischocke, Spinat und Löwenzahn nehmen die Säure und Hitze vom Pitta und die Schwere vom Kapha und wirken somit für beide dominanten Doshas gleichermaßen wohltuend. So sollten jeden Tag mindestens ein grünes Gemüse und ein großer Salat auf dem Speiseplan stehen. Weniger gut hingegen sind alle sehr salzigen Speisen, da diese nun zu Wasseransammlungen und Reizungen führen können.

Ansonsten benötigt der Pitta-Kapha-Typ keine Schonkost. Nahezu alle Nahrungsmittel können gut verdaut werden, mit Ausnahme von sehr sauren oder schleimenden Milchprodukten.

Ernährung zum Ausgleich von Vata, Pitta und Kapha

Die sogenannte Tridosha-Konstitution setzt sich nahezu aus den gleichen Anteilen aller Elemente zusammen und ermöglicht ein natürliches Gleichgewicht aller körperlichen und geistigen Kräfte.

Dementsprechend einfach ist es auch, sich gesund und konstitutionsgerecht zu ernähren. Solange extreme Lebensgewohnheiten oder Ernährungsfehler vermieden werden, ist so gut wie alles erlaubt. Sobald jedoch durch äußere Störungsfaktoren oder eine einseitige Lebensweise ein Dosha unnatürlich erhöht wird, gerät die sonst so ausgewogene Tridosha-Konstitution aus dem Gleichgewicht und muss durch eine kurzzeitige Diät mit den klassischen Ernährungsempfehlungen zum Dosha-Ausgleich wieder zur ursprünglichen Verteilung zurückfinden.

Der Schwerpunkt der täglichen Tridosha-Ernährung liegt auf ihrer Vielseitigkeit. Mit jeder Mahlzeit werden alle drei Doshas genährt, und möglichst alle Geschmacksrichtungen sollten verwendet werden. Entsprechend des natürlichen Biorhythmus des Verdauungsfeuers Agni dient das Frühstück als leichteste Mahlzeit zur Unterstützung der Kapha-Ausleitung; das Mittagessen wird dem starken Feuer angepasst und das Abendessen gleicht Vata und Kapha aus.

Menügestaltung im Rhythmus der inneren Dosha-Uhr

Die ayurvedische Lehre vermittelt einen ganzheitlichen Biorhythmus, in dem alle vier Stunden ein anderes Dosha die Oberhand gewinnt. So beginnt unser Tag am Morgen mit einer Kapha-Dominanz, der Mittag ist von Pitta geprägt, der Nachmittag von Vata und die späteren Abendstunden wieder von Kapha. Entsprechend der eigenen Dosha-Dominanz reagiert jedes Kind mehr oder weniger intensiv mit seinen Vorlieben und Abneigungen, seinem Ess- und Schlafverhalten auf diesen Dosha-Zyklus, der die innere Uhr bestimmt. Die einzelnen Mahlzeiten werden im Ayurveda entsprechend der Dosha-Tagesphasen gestaltet und ausgerichtet, sodass durch die Nahrungsmittelauswahl und Zubereitungsformen ein Gleichgewicht der Doshas hergestellt wird.

Das Frühstück

Das Frühstück ist im Ayurveda eine kleine, warme und leichte Mahlzeit. Sie dient der Anregung des Stoffwechsels und schenkt uns frische Lebensenergie für den ganzen Tag. Statt Brötchen mit Wurst und Käse oder Müsli mit Joghurt werden am Morgen ein warmer Getreidebrei, einige gedünstete Früchte und ein Reiscracker mit Butter und Honig empfohlen. Gerade für Kinder ist das richtige Frühstück unerlässlich, da sie auf falsche Nahrungsmittel und Kombinationen am Morgen mit verschleimten Nasen- und Nebenhöhlen, Müdigkeit und Konzentrationsschwäche in der Schule reagieren können.

Einige Kinder verspüren in den frühen Morgenstunden noch keinen Appetit. Dies zeigt ihren relativ ausgeprägten Kapha-Anteil an, und in diesem Fall sollte mit dem Frühstück unbedingt gewartet werden, bis das Agni richtig brennt und der große Hunger kommt. Andere – meist pittageprägte Kinder – wachen am Morgen auf, weil sie so großen Hunger haben, dass sie sofort ein reichhaltiges Frühstück verlangen.

Die Gestaltung der ersten Morgenmahlzeit sollte jeweils auf den Appetit und die typgerechten Bedürfnisse des Kindes abgestimmt werden und genügend Abwechslung enthalten.

Obligatorisch zum Start des Tages ist eine Tasse heißes Wasser mit Ingwer und Honig oder ein reinigender Kräutertee. Je später das Frühstück beginnt, umso besser kann das Agni arbeiten. Wenn also in der morgendlichen Hektik kein »ordentliches« Frühstück möglich ist und das Kind stattdessen eine vitalstoffreiche Mahlzeit am frühen Vormittag zu sich nimmt, so stellt dieses für den Stoffwechsel und die Gesundheit keine schlechte Alternative dar.

Das Mittagessen

Die Mittagszeit ist Pitta-Zeit, und das bedeutet, dass Agni in der Regel gut brennt. Steht die Sonne im Zenit am Himmel, so hat auch unser inneres Feuer seinen Höhepunkt erreicht, und wir können als Mittagessen ein nährendes, vollwertiges und vielseitiges Menü genießen. Die Aufnahme- und Resorbtionsfähigkeit des Verdauungssystems ist nun besonders gut, und ein starker Appetit breitet sich aus.

Diese guten Verdauungssäfte lassen Kinder selbst schwere und kalte Nahrungsmittel gut verdauen. Aus diesem Grunde wird im Ayurveda immer zur Mittagszeit die Hauptmahlzeit eingenommen, die mit allen sechs Geschmacksrichtungen abgeschmeckt wird und immer eine eiweißreiche Beilage wie Hülsenfrüchte, Fleisch, Fisch oder Milchprodukte zu Gemüse und Getreide enthalten sollte. Auch Salat, Rohkost und Vollkornprodukte sind am Mittag besser verdaulich und dienen nun dem starken Verdauungsfeuer als geeignetes Brennmaterial.

Eine der ayurvedischen Ernährungsregeln lautet, dass der süße Nachtisch am Mittag immer zuerst gegessen werden sollte. Diese Regel ist natürlich bei den Kindern sehr willkommen, die nun nicht mehr ihren Teller leer essen müssen, um anschließend das Dessert zu erhalten, sondern, ayurvedisch-gesund, mit dem Pudding beginnen dürfen.

Das Süße zuerst ist besonders wichtig für eine Pitta-Konstitution. Ein ausgeprägtes Pitta-Kind erkennen Sie unter anderem daran, dass es zur Mittagszeit sehr hungrig ist und dann auch mit Ungeduld, wütenden Temperamentsausbrüchen und nervöser Zappeligkeit auf sein Essen wartet. Beginnt die Mahlzeit mit etwas Süßem, kann in aller Ruhe ein wohlverdientes Mittagessen eingenommen werden.

Typgerechte Ernährungsempfehlungen für jede Konstitution

Konstitution	zu bevorzugen	zu vermeiden	spezielle Tipps
Vata	nährende, warme und gekochte Speisen	zu viel Rohkost, bittere Gemüse und trockene Nahrungsmittel	Milch und Gewürze wie Ingwer, Nelke, Zimt und Safran täglich genießen
Pitta	Wurzel- und Blattgemüse, Salat und Rohkost	Zitrusfrüchte, Tomaten, Milchprodukte, Fleisch und Alkohol	Mittags die Hauptmahlzeit essen und Gewürze wie Kurkuma, Koriander und Kardamom bevorzugen
Kapha	scharf gewürzte, leichte und gekochte Nahrung	Fettiges, Frittiertes, Süßes und Salziges Essen	viele Gewürze und Kräuter verwenden, kein Frühstück
Vata-Pitta	alle süßen Gemüse, Getreide, Nüsse und Öle	scharfe Speisen und Gewürze	ohne Stress essen und täglich süße Früchte als Zwischenmahlzeit
Vata-Kapha	warme, gekochte und leicht verdauliche Speisen	zu viel Salat, Rohkost und Zitrusfrüchte	nicht zu viel essen und ein leichtes, warmes Abendessen einnehmen
Pitta-Kapha	grüne Gemüse, Salate und Blattgemüse	Milchprodukte, Salz (nur wenig davon)	auf keinen Fall am späten Abend essen, Gewürze wie Kurkuma, Methi und alle frischen Kräuter
Vata-Pitta-Kapha	vielseitig essen und die Mahlzeiten tageszeitengerecht zubereiten	einseitige Ernährungsformen	täglich ein Chutney und die sechs Geschmacksrichtungen einnehmen

Das Abendessen

Der Schwerpunkt für die gesunde Kinderernährung am Abend liegt in der Entspannung und Harmonisierung der körperlichen und geistigen Aktivitäten des Tages. Die Familie kommt am Esstisch zusammen, man tauscht sich aus und hat Zeit miteinander. Von dem anstrengenden Tagesgeschäft gehen wir in die Entspannung und Regeneration des Abends über.

Grundsätzlich dient das Abendessen im ayurvedischen Verständnis dem Ausgleich von Vata und Kapha. Da diese beiden Doshas bei Kindern bis zwölf Jahren normalerweise besonders sensibel reagieren, nimmt das richtige Abendessen einen wichtigen Stellenwert ein.

In den Abendstunden ist das Verdauungsfeuer von Natur aus weniger stark, und je später der Abend voranschreitet, umso schlechter können die Speisen anschließend verdaut und verwertet werden. Optimal ist es, mindestens zwei bis drei Stunden vor dem Schlafengehen die letzte Mahlzeit einzunehmen. Dies bedeutet für den gesunden Kinderrhythmus, dass spätestens gegen 18 Uhr gegessen werden sollte.

Der Organismus bevorzugt hier eine leichte, warme und nährende Mahlzeit. Cremige oder klare Suppen aus Gemüse und Getreide sind ideal. Als Variation können aber auch einmal leichte Pasta-Gerichte oder ein schönes Kartoffelgericht dienen. Gerne kann dazu auch ein leckeres Brot mit Aufstrich gereicht werden.

Zwischenmahlzeiten und Pausensnacks

Die größte Herausforderung einer gesunden Kinderernährung liegt in energiespendenden Lösungen für vitalstoffreiche Zwischenmahlzeiten und Pausensnacks, denn eine akzeptable Alternative zum Schokoladenriegel und Wurst- oder Käsebrot ist speziell für ältere Schulkinder gar nicht so einfach.

Der Vormittag ist die optimale Zeit, um frische Früchte, Nüsse und Trockenfrüchte gut zu verdauen. Damit wären ein frischer Obstsalat und ein gut gemischtes Studentenfutter eine wertvolle Abwechslung zum üblichen Pausenbrot. Doch auch die Brotliebhaber müssen aus ayurvedischer Sicht nicht verzichten. Statt Wurst- und Käsebrote sollten jedoch Vital-Sandwichs mit vegetarischen Brotaufstrichen, Rohkost, Keimlingen und Salatblättern den Hunger zwischendurch stillen und neue Kraft und Leistungsfähigkeit für Schule und Sport geben.

Am Nachmittag darf es gerne etwas süßer werden, denn das Vata der Nachmittagszeit verlangt häufig nach süßen, nährenden und aufbauenden Nahrungsmitteln, um innere Ruhe, Stabilität und Erholung zu finden.

Ein mit Honig gesüßter Tee, zusammen mit einem kleinen Stück Kuchen, Keks oder einer Reiswaffel mit süßem Aufstrich befriedigt das nachmittägliche Energie- und Leistungstief und ist besonders wichtig für Kinder, die am Nachmittag viele Hausaufgaben oder ein ausgeprägtes Sportprogramm zu bewältigen haben.

Zeit	Dosha-Dominanz	Agni-Funktion	Ernährungsempfehlung
6–10 Uhr	Kapha	geringes, aber ausdauerndes Agni; Ausscheidungen sollten unterstützt werden: Nahrung wird langsam verwertet	leichtes Frühstück mit stoffwechselanregenden Gewürzen wie Ingwer oder Zimt; warme Speisen essen, keine Milchprodukte
10–14 Uhr	Pitta	starkes Agni und guter Appetit; optimale Verwertung der Speisen	Hauptmahlzeit mit eiweißreichen Nahrungsmitteln, Salat und Rohkostanteil
14–18 Uhr	Vata	labiles Agni mit Neigung zu Energieschwankungen und Blähungen	warme Getränke und nährende, süße Mahlzeiten/Snacks mit Nüssen, Trockenfrüchten und Getreide bei Bedarf
18–22 Uhr	Kapha	geringes, aber ausdauerndes Agni; je später der Abend umso schwächer werden die Verdauungskräfte	entspannte Mahlzeiten mit leichten und warmen Speisen wie Gemüsesuppen und Eintöpfe, verdauungsfördernde Gewürze
22–2 Uhr	Pitta	starkes Agni und aktiver Zellstoffwechsel zur körperlichen und geistigen Erneuerung	keine Nahrung einnehmen, da Jathagni (Verdauungsfeuer) und Dhatvagni (Gewebestoffwechsel) nicht gleichzeitig arbeiten können

Die Ayurveda-Kinderküche

In der folgenden Rezeptsammlung habe ich einige Rezepte zusammengetragen, die meine drei Kinder am allerliebsten essen und die auch eine echte Alternative zum überall verfügbaren Fast Food darstellen. Wenn meine Kinder wissen, dass ich für sie ayurvedisch koche, bringen sie sogar oft Freunde mit nach Hause, um diese an ihrem guten Essen teilhaben zu lassen. Die ayurvedischen Speisen sind bunt, aufregend und kreativ, sie unterstützen Kinder in ihrer natürlichen Entwicklung und schenken neue Freude beim Essen. Eine erfahrene Köchin kann, ganz ohne große Mühe, innerhalb von 30 Minuten ein leckeres Ayurvedamenü für ihre ganze Familie zaubern und dabei alle einzelnen Familienmitglieder noch mit kleinen Extras berücksichtigen.

Lassen Sie sich von den folgenden Kochrezepten in Ihrer eigenen Kreativität anregen und überlegen Sie selbst, wie Sie vielleicht die Lieblingsgerichte Ihrer Familie nach ayurvedischen Prinzipien noch etwas gesünder gestalten können. Viel Spaß dabei.

Küchengrundlagen für Ayurveda-AnfängerInnen

Traditionell werden in der ayurvedischen Kochkunst viele exotische Gewürze wie Ingwer, Kreuzkümmel, Kurkuma und Kardamom verwendet. Die Geschmacksvielfalt und die aromatischen Gewürze geben jedem Essen eine delikate Note und regen den Stoffwechsel zur besseren Verwertung der Speisen an. Für die im Alltag zu praktizierende Ayurvedaernährung für Familien und Kinder ohne spezielle Beschwerden werden innerhalb eines Menüs alle Geschmacksrichtungen, Eigenschaften und Nährstoffe in einem ausgewogenen und auf die Jahres- und Tageszeit angepasste Weise berücksichtigt und geschmackvoll zubereitet. Die Menüzusammenstellung berücksichtigt die universellen Prinzipien des Ayurveda, kann aber von dem Geschmack und Aussehen der indischen, mediterranen oder europäischen Küche geprägt sein. Ein vollständiges Ayurvedamenü besteht fast immer aus verschiedenen Speisen wie einem Getreide, Gemüse, Hülsenfrüchte, Chutney, Salat und Dessert.

Beginnen Sie die Vorbereitungsarbeiten wie Waschen, Schneiden und Hacken immer in aller Ruhe, um sich dabei zu entspannen und innerlich auf das Kochen einzustimmen. Normalerweise wird im Ayurveda nicht nach Rezept gekocht, sondern aus dem Gefühl heraus.

Die eigentliche Seele des Essens liegt in der Zubereitung der Gewürzmischung. Dazu wird etwas Ghee (Butterfett) in einem Topf erhitzt, ausgewählte Gewürze darin angeröstet und anschließend das Gemüse, Getreide oder Ähnliches hinzugefügt. Ganz wichtig ist dabei die Verwendung von reinem Butterfett, dem sogenannten Ghee. In ihm werden alle Gewürze angebraten, daneben dient es als Koch- und Bratfett. Ghee ist ein besonders leicht verdauliches und reines Fett, da es durch seine Zubereitungsform keine Eiweißanteile enthält, die beim Erhitzen härten könnten; außerdem ist es frei von chemischen Zusätzen und Konservierungsstoffen. Es ist ein wichtiges Grundnahrungsmittel für die tägliche Ayurvedaküche und wird auch als Heilmittel in der Ayurvedatherapie eingesetzt.

Rezept für Ghee

500 g Sauerrahmbutter
1 Topf mit dickem Boden
1 Mulltuch (Stoffwindel)
1 Metallsieb
1 Glas 500 ml

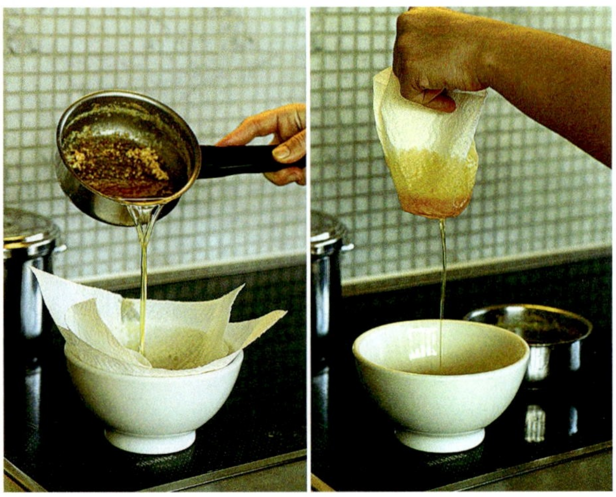

Die Herstellung von Ghee.

Die Butter auf kleiner Hitze im Topf schmelzen und sanft köcheln lassen. Wenn notwendig ab und zu umrühren, damit die Butter nicht anbrennt, sondern gold-klar bleibt.

Nach etwa 45 Minuten hat sich der weiße Schaum an der Oberfläche verkrustet. Nun das Mulltuch befeuchten und in das Sieb hineinlegen. Das flüssige Butterfett darin in das Glas abgießen.

Das Ghee kann einige Wochen oder Monate lang im offenen Glas aufbewahrt werden. Das Mulltuch sollte sofort nach dem Gebrauch mit Geschirrspülmittel ausgewaschen werden.

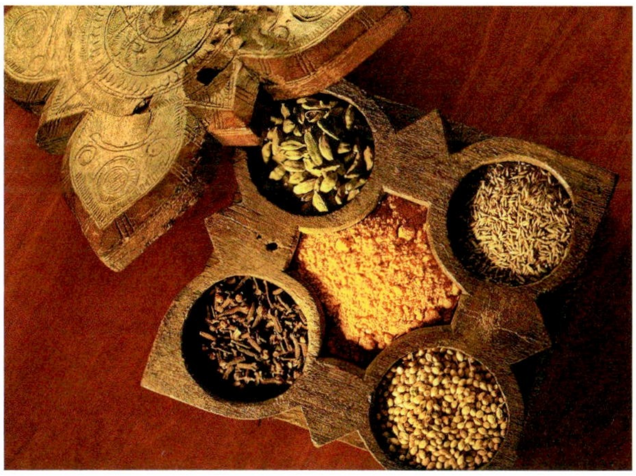

Die wichtigsten Gewürze der Ayurvedaküche

Ebenso wichtig wie Ghee sind auch die ayurvedischen Gewürze. Sie werden in den Gerichten für Kinder nur sehr sparsam verwendet, regen jedoch auch in kleinen Dosierungen den Stoffwechsel an und machen die Speisen leichter verdaulich. Die Gewürze sollten immer möglichst frisch und von guter Qualität sein. Bewahren Sie die wertvollen Samen und Pulver in geschlossenen und getönten Gläsern auf, damit möglichst wenig von ihrer Wirkkraft verloren geht. Die ayurvedische Küche kennt mehr als 65 Gewürze und Küchenkräuter, die in der täglichen Ernährung und zur Zubereitung von spezieller Heilkost Verwendung finden. Doch für den »normalen Hausgebrauch« ist es völlig ausreichend, die folgenden Gewürze in den Speiseplan mit einzubauen:

Ajwain ist in unseren Breitengraden ein nahezu unbekanntes Gewürz. Es wird in der traditionellen Ayurveda-Kinderheilkunde gegen Verdauungsbeschwerden aller Art eingesetzt, wie Gastritis, Appetitlosigkeit und Blähungen. Das Inhalieren der Dämpfe ist gut bei Asthma und Husten. Das milde und aromatische Gewürz wird vor allem zur Vata-Reduktion und gegen Blähungen den Speisen zugesetzt.

Bockshornklee/Methi wirkt besonders entschleimend, belebt den Stoffwechsel, die Verdauung und das gesamte Kapha-System. Er lindert Kapha-Beschwerden und stärkt die Nerven. Er ist ein gutes Tonikum bei Schwächezuständen, in der Rekonvaleszenz und nach der Schwangerschaft. In der Ayurveda-Kinderküche werden die bitteren Samen vor allem fein gemörsert für die Zubereitung von Milchprodukten (Joghurt, Käse usw.) verwendet.

Chili hat brennende Schärfe und ist das intensivste Gewürz, um Agni anzuregen. Es wirkt vitalisierend, schleimlösend und löst Glückshormone aus. Eine kleine Prise hilft dem kindlichen Verdauungssystem, süße, schwere und schleimige Nahrungsmittel besser zu verwerten.

Ingwer ist eines der wichtigsten Gewürze der ayurvedischen Küche. Er verringert Vata und Kapha, regt Agni an, wirkt entblähend, appetitanregend, entkrampfend und ist gut für die Stimme sowie gegen Asthma und Arthritis. Frischer Ingwer hat einen süßlichen Geschmack, stärkt die Leberfunktionen und öffnet die Srotas. Getrockneter Ingwer ist schärfer und kann Pitta erhöhen.

Kardamom nimmt mit seiner kühlenden Wirkung und seinem scharfen, bitteren und süßen Geschmack eine Sonderstellung in der Ayurvedaküche ein. Er reduziert Pitta, stärkt Agni und wirkt hervorragend gegen Übelkeit, Brechreiz und Müdigkeit. Kinder lieben ihn im Nachtisch.

Koriander ist sehr wohltuend für das Verdauungs- und Enzymsystem, ist appetitanregend, lindert Blähungen und stärkt Nerven und Augen. Er ist entzündungshemmend im Verdauungssystem und in den Harnwegen und wirkt besonders ausgleichend, beruhigend und kühlend bei Pitta-Typen. Eine Paste aus Koriander und Wasser ist gut bei Entzündungen der Haut und bei Pickeln von Jugendlichen.

Kreuzkümmel/Cumin regt die Verdauung an und reguliert die Darmflora. Er hat leichte, heiße, trockene und scharf penetrierende Eigenschaften, einen scharfen und bitteren Geschmack und ist appetitanregend, entblähend und harntreibend. Der Geschmack von Cumin ist bei manchen Kindern nicht so beliebt, andere hingegen lieben den milden Kümmel zu Kartoffelgerichten aller Art.

Kurkuma ist eines der wichtigsten Gewürze der ayurvedischen Kinderernährung. Es ist sehr blutreinigend und antiseptisch, hilft bei Allergien, Hautproblemen und Hämorrhoiden. Seine Inhaltsstoffe regen den Gallenfluss an, fördern die Leberfunktion, wirken entzündungshemmend und agnianregend. In warmem Wasser aufgelöst und schluckweise getrunken, wirkt es auch gegen Darmpilze. Kurkuma hat heiße und trockene Eigenschaften, einen bitteren Geschmack und beruhigt alle drei Doshas.

Muskat ist eines der besten pflanzlichen Heilmittel zur Beruhigung von Nerven und Geist. Mit seinen heißen Eigenschaften und dem bitteren, scharfen Geschmack hilft er gegen Durchfall oder, am Abend in Milch eingenommen, bei Einschlafstörungen.

Nelken mindern Kapha und Vata im Körper und werden aufgrund ihrer blutreinigenden, schmerzlindernden und verdauungsfördernden Wirkungsweise sehr geschätzt. Sie wirken appetitanregend, lindern den Durst und sind gut bei Erbrechen, Schluckauf, Asthma, Kopf- und Zahnschmerzen.

Safran ist ein wertvolles Aufbaumittel in der ayurvedischen Verjüngungslehre (Rasayana) und nährt alle Doshas und Dhatus. Er wirkt sehr aufbauend, stimulierend, schmerzstillend und gegen Erschöpfung.

Zimt schmeckt süß, wirkt aber heiß und anregend. Er verringert Kapha und Vata und wirkt antiseptisch, entkrampfend, auswurffördernd und stimuliert das Herz.

Rezepte für den Suppenkasper

Kürbissuppe, die selbst Kindern schmeckt

Kinder sind normalerweise keine Fans von Kürbis. Nach dieser Suppe schlecken sie sich jedoch die Finger.

1½ kg Hokkaidokürbis
⅛ Sellerieknolle
2 Karotten
1 rote Zwiebel
1 Knoblauchzehe
1 Scheibe Ingwer
2 TL Ghee
1 TL Gemüsebrühe
½ TL Currypulver
etwa 1 l Wasser

zum Abschmecken:
etwas Salz
1 TL Tamari-Sojasauce
½ TL Akazienhonig
1 EL Joghurt
1 Messerspitze gemahlene Muskatnuss

Den Hokkaido aufschneiden, von seinen Kernen befreien, waschen und in Würfel schneiden. Sellerie und Karotten schälen und würfeln.

Zwiebel, Knoblauch und Ingwer fein würfeln und in Ghee anbraten. Gemüsebrühe und Curry zufügen und leicht anrösten.

Gemüse unterrühren und kurz anschmoren lassen. Wasser zufügen und das Gemüse weich kochen.

Nach etwa 25 Minuten mit dem Pürierstab fein mixen. Mit etwas Salz, etwas Tamarisauce, Akazienhonig, Joghurt und Muskat abschmecken.

Falls die Suppe zu dickflüssig ist, kann noch etwas Wasser dazugegeben werden.

Linsensuppe aus 1001 Nacht

Linsen sind wichtige Eiweißträger. Gerade für Kinder, die wenig oder kein Fleisch essen, liefern sie wertvolle Bausteine, die für ein gesundes Wachstum notwendig sind. Die roten Linsen sind leichter verdaulich als andere Sorten und müssen nicht vorgekocht oder eingeweicht werden. Das folgende Rezept kann natürlich auch mit allen anderen Linsenarten zubereitet werden, diese müssen aber häufig sehr viel länger kochen.

Besonders lecker und bekömmlich ist die Linsensuppe (Dhal ist ein indisches Nationalgericht), wenn der salzige und der saure Geschmack hervorsticht.

2 Tassen rote Linsen
8 Tassen Wasser
1 kleine Zwiebel
1 Knoblauchzehe
1 kleine Karotte
1 kleine Kartoffel
2–3 TL Ghee
¼ TL Kreuzkümmelsamen
½ TL Curryblätter (falls vorhanden)
¼ TL Currypulver
Salz
1 Tomate
½ TL Paprika edelsüß
etwas Apfelessig
2 EL Joghurt
frischer Koriander oder Petersilie nach Geschmack

Zwiebel, Knoblauch, Karotte und Kartoffel schälen und fein würfeln.

Das Ghee in einem Topf erhitzen. Die Kreuzkümmelsamen und Curryblätter darin anrösten. Das fein gewürfelte Gemüse zufügen und anbraten.

Die Linsen zufügen, unterrühren und ebenfalls leicht anbraten. Das Wasser aufgießen, mit etwas Salz und Currypulver abschmecken.

Die Suppe etwa 30 Minuten sanft köcheln lassen, bis die Linsen ganz weich sind.

Die Tomate in kleine Würfel schneiden und unterrühren. Weitere 5 Minuten köcheln lassen.

Die fertige Suppe mit Paprikapulver, Apfelessig und Joghurt abschmecken. Nach Bedarf noch etwas Salz und gemahlenen Kreuzkümmel zufügen und mit frischen Kräutern garnieren.

Opas Kartoffelsuppe

Diese einfache Cremesuppe ist bei meinem ältesten Sohn der Hit. Wenn Opa sie kocht, brät er noch ein bisschen mageren (Lamm-)Schinken an und mogelt ihn rein. Es geht aber auch ohne.

5–6 mehligkochende Kartoffeln
⅛ Sellerieknolle
1 kleine Lauchstange
¼ Fenchelknolle
1 EL Ghee
¼ TL Cuminsamen
¼ TL Senfsamen
2 TL gekörnte Gemüsebrühe
1 TL Suppenkräuter
½ TL Garam Masala
1 EL Apfelessig
etwas frisch geriebene Muskatnuss
Pfeffer und Salz
etwas frische Petersilie nach Geschmack

Das Gemüse waschen, schälen und in Würfel schneiden.

Das Ghee erhitzen, Senf- und Cuminsamen hinzufügen und mit der Gemüsebrühe kurz anrösten.

Das Gemüse unterrühren und anbraten. Mit 1 Liter Wasser auffüllen. Suppenkräuter unterrühren und bei geschlossenem Deckel köcheln lassen.

Wenn das Gemüse weich ist, mit dem Mixer fein pürieren. Mit Garam Masala, Apfelessig, Pfeffer, Salz und frisch geriebener Muskatnuss abschmecken.

Frische Petersilie hacken und über die fertige Suppe geben.

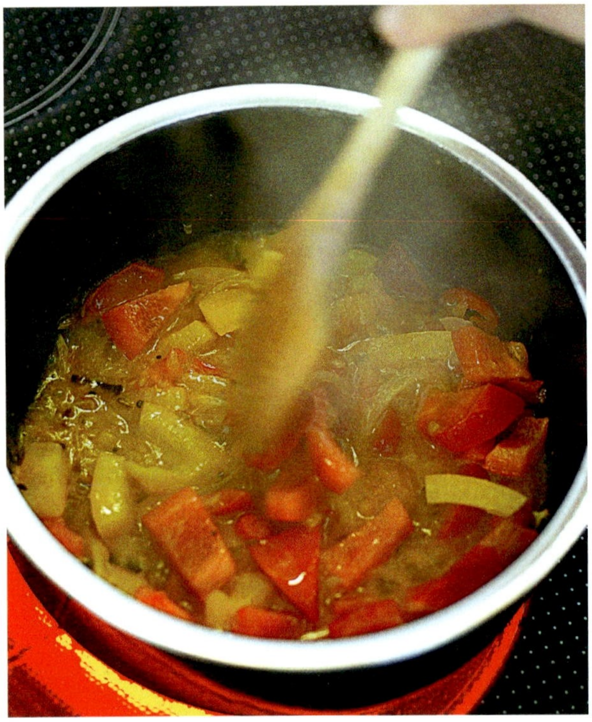

Bunte Paprikacremesuppe

Diese Suppe weckt die Kreativität im Kind, und während des Essens entstehen immer wieder neue, wunderschöne Bilder und Farbabläufe. Am besten man deckt den Tisch ohne Tischdecke.

2 rote Paprikaschoten (Peperoni)
2 gelbe Paprikaschoten (Peperoni)
2 grüne Paprikaschoten (Peperoni)
Salz
1 EL Ghee
½ TL Paprikapulver, edelsüß
¼ TL Fenchelsamen, gemahlen
¼ TL Currymischung
¼ TL Kurkuma
¼ TL Ingwerpulver
2 TL Zitronensaft
frischer Thymian oder Basilikum

Rote, grüne und gelbe Paprika getrennt mit je 1½ Tassen Wasser, Salz und etwas Ghee weich kochen.

Die roten Paprika mit Paprikapulver und Fenchelsamen würzen und fein pürieren.

Die grünen Paprika mit Curry und Kurkuma würzen und fein pürieren.

Die gelben Paprika mit Zitronensaft und Ingwerpulver vermischen und fein pürieren.

Jeweils einen Schöpflöffel von jedem Püree auf einen Teller geben. Nun können sich die Kinder mit einer Gabel die einzelnen Farben ineinander ziehen.

Eventuell etwas frischen Thymian oder Basilikum fein hacken und über die Suppe streuen.

Ayurvedakindermenüs für jeden Tag

Brokkoli im Safranmeer mit roten Reisbällchen

Ein Fest der Farben: Die süßlich-aromatische Safransauce ummantelt mit ihrem zarten Gelb den knackiggrünen Brokkoli. Dazu die roten Reisbällchen mit gerösteten Pinienkernen. Wenn es schnell gehen soll, kann die Brokkolisauce auch einfach zu Reis oder zu Nudeln gegessen werden.

500 g Brokkoli
1 Zitrone

Für die Safransauce:
1 EL Ghee
1 kleine Zwiebel
1 Scheibe frischer Ingwer
¼ TL Kurkuma
2 TL gekörnte Gemüsebrühe
50 ml Rahm
1 EL Reismehl
¼ TL Safran
¼ TL Koriander, gemahlen
¼ TL Garam Masala
1 Messerspitze Kardamom
1 TL Honig

Für die roten Reisbällchen:
1½ Tassen Basmatireis oder Klebereis
2 TL Ghee
½ TL Bockshornkleesamen
1 rote Paprikaschote (Peperoni)
½ Chilischote
2 EL Tomatenmark
2 TL Schwarzkümmelsamen
Salz
100 g Pinienkerne
1 TL Oregano, getrocknet

Den Brokkoli waschen, die Röschen abtrennen, den Strunk schälen und in kleine Würfel schneiden.

Wasser zum Kochen bringen, die geviertelte Zitrone hinzufügen und den Brokkoli darin etwa 10 Minuten blanchieren. Den Brokkoli abgießen und das Kochwasser aufheben.

Für die Safransauce das Ghee in einem Topf erhitzen, Zwiebel und Ingwer fein hacken und im Ghee anbräunen.

Das Kurkuma und die Gemüsebrühe zugeben. Mit 150 Milliliter Brokkoliwasser aufgießen und 2–3 Minuten köcheln lassen.

Den Rahm mit dem Reismehl und den Gewürzen mischen. Unter die Gemüsebrühe rühren und aufkochen.

Den blanchierten Brokkoli zugeben. Mit etwas Honig abschmecken.

Für die Reisbällchen das Ghee in einem Topf erhitzen. Die Bockshornkleesamen zufügen und anrösten.

Den Reis hinzugeben und im Ghee etwas anbraten.

Paprika (Peperoni) und Chilischote mit dem Tomatenmark im Mixer pürieren und in den Topf geben, die Schwarzkümmelsamen unterrühren. 3 Tassen Wasser aufgießen und salzen.

Zum Kochen bringen. Kurz bevor das gesamte Wasser im Topf verkocht ist, die Pinienkerne und Oregano untermischen und den Reis fertig garen.

Den Reis mit einem Eisportionierer zu Bällchen formen und in die gelbe Sauce – das Safranmeer – legen.

Sesam-Kartoffel-Felsen mit grünen Bohnen

Einfach und lecker. Meine Kinder lieben dieses einfach zuzubereitende Gericht, das hervorragend zu einem lauen Sommerabend auf der Terrasse passt. Und wenn Papa es nicht lassen kann, darf dazu auch gegrillt werden – in diesem Fall am besten zarte Hühnerbrust oder etwas Fisch.

Für die Sesam-Kartoffeln:
800 g Kartoffeln
3 EL Olivenöl
5–6 EL Sesam
½ TL Kümmel oder Kreuzkümmel
½ TL Rosmarin
1 EL Sojasauce
Pfeffer und Salz

Die rohen Kartoffeln schälen und achteln.

Alle anderen Zutaten mischen und darin die Kartoffeln 15–30 Minuten marinieren.

Die gewürzten Sesamkartoffeln auf ein Backblech geben und 30–40 Minuten bei 180 Grad backen. Hin und wieder wenden, damit sie gleichmäßig gar und gebräunt werden.

Für das Bohnengemüse:
500 g Stangenbohnen
1 EL Ghee
1 TL schwarze Senfkörner
1 kleines Stück frischer Ingwer, in kleine Würfel geschnitten
1 Zwiebel, in kleine Würfel geschnitten
1 TL Curry
1 Messerspitze Chilipulver
1 TL Thymian
1 EL Balsamessig
frischer Basilikum, fein gehackt
Salz und Pfeffer

Ghee im Kochtopf heiß werden lassen, Senfkörner und Ingwer darin unter Rühren kurz dünsten.

Zwiebel, Salz, Curry und Chilipulver dazugeben und unter ständigem Rühren im offenen Topf 1–2 Minuten dünsten.

Bohnen waschen, putzen und in ½ Zentimeter breite, schräge Stücke schneiden. In den Topf geben, gut umrühren und bei niedriger Temperatur etwa 25 Minuten garen.

Balsamessig und Basilikum unterrühren, eventuell nachsalzen und mit Pfeffer abschmecken.

Reispullao mit Raitasauce

Aus diesem Reispullao kann man wunderbare »Berge« formen, die von Raitaschnee bedeckt sind oder in einem Raitameer schwimmen.

2 Tassen Reis
1 Tasse fein gewürfeltes Gemüse querbeet:
Mischung 1: Karotte, grüne Bohnen und Erbsen
Mischung 2: Karotte, Blumenkohl und Mais
Mischung 3: Paprika (Peperoni), Brokkoli und Staudensellerie

Alle Zutaten mit 4½ Tassen Wasser kochen, mit Salz, Pfeffer und frischen Kräutern abschmecken.

Für das Raita-Joghurt:
500 g Joghurt
½ Salatgurke, klein geschnitten
1 TL Salz
½ TL Cumin
1 Messerspitze Paprikapulver

Alle Zutaten mischen.

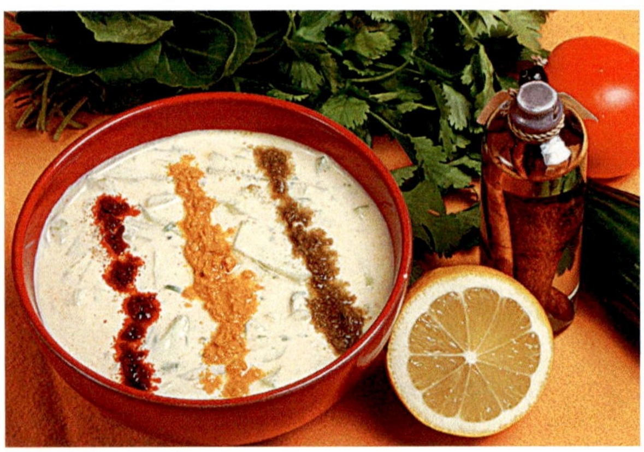

Raita-Joghurt.

Hirsebällchen mit Ofengemüse

Für die Hirsebällchen:
1 Tasse Hirse
2 TL gekörnte Gemüsebrühe
2 große Kartoffeln
1 Lauchstange
½ rote Paprikaschote (Peperoni)
2 TL Ghee
½ TL Cuminsamen
½ TL Curry
1 TL Thymian, getrocknet
1 TL Basilikum, getrocknet
1 EL Sojasauce
Pfeffer und Salz

Für das Ofengemüse:
3 Karotten
1 kleine Zucchini
1 rote Paprikaschote (Peperoni)
1 Gemüsezwiebel
3 EL Olivenöl
1 EL Balsamessig
1 TL Agavendicksaft
½ TL Kräutersalz

Die Hirse in 2½ Tassen Wasser und der Gemüsebrühe weich kochen und abkühlen lassen.

Die Kartoffeln kochen, schälen und mit einer Kartoffelpresse oder einem Stampfer pürieren.

Lauch und Paprika klein schneiden. Das Ghee in einer Pfanne erhitzen, Cuminsamen hinzugeben und anrösten. Das fein geschnittene Gemüse und Curry, Thymian und Basilikum zufügen und kurz braten.

Die Hirse mit dem Kartoffelbrei mischen und mit Sojasauce, Pfeffer und Salz abschmecken. Aus der Masse mit einem Eisportionierer oder der Hand golfballgroße Bällchen formen, auf ein eingefettetes Backblech legen und bei 195 Grad 30 Minuten backen.

Das Gemüse putzen und in Stücke schneiden.

Olivenöl, Balsamessig, Agavendicksaft und Kräutersalz mischen und das Gemüse damit in einer feuerfesten Form marinieren.

Im Backofen bei 195 Grad etwa 45 Minuten backen.

Dinkelburger

1 Tasse Dinkelschrot
1 Tasse Grünkernschrot
2 TL Ghee
1 Zwiebel
1 Knoblauchzehe
¼ TL Kreuzkümmel
¼ TL Koriander, gemahlen
½ TL Paprikapulver
1 TL Oregano
1½ TL Salz

Die Zwiebel in Würfel schneiden und in Ghee anbraten.

Dinkel- und Grünkernschrot dazugeben und unter ständigem Rühren anrösten.

Mit 4½ Tassen Wasser ablöschen und Gewürze hineinrühren.

Bei niedriger Temperatur im geschlossenen Topf 30 Minuten weich kochen.

Gekochten Getreideschrot abkühlen lassen.

Bratlinge formen und in einer schweren Pfanne oder auf einem Backblech in Ghee von beiden Seiten braun braten.

Jeweils einen Getreidebratling mit etwas Salat, Gurke, Tomate und vegetarischer Remoulade auf ein Brötchen geben, fertig ist der Dinkelburger.

Penne mit »entsäuerter« Tomatensauce

Kinder lieben Tomatensauce. Zu Pasta, Reis oder als Pizzaauflage – immer muss die rote, fruchtige Sauce dabei sein. Leider gilt die Tomate im Ayurveda als nicht besonders wertvolles Nahrungsmittel in der Kinderernährung. Das Nachtschattengewächs hat mit seinen sauren, schweren, kalten Eigenschaften einen schlechten Einfluss auf alle Doshas, blockiert die Körperkanäle (Srotas) und verstärkt, im Übermaß genossen, alle Beschwerden der Schleimhäute, der Atemwege und der Haut.

Um die weniger guten Eigenschaften der Tomate auszugleichen, wird empfohlen, möglichst süße und sonnengereifte Tomaten zu verwenden. Diese sind geschält und gekocht am besten verdaulich. Geben wir den Tomaten etwas Kurkuma hinzu, so wird die Säure neutralisiert und so Entzündungen und Hautirritationen entgegengewirkt. Genauso gleichen auch alle süßen und basischen Gemüse wie Karotten, Kartoffeln, Sellerie, Pastinake oder gekochte Zwiebeln die Eigenschaften der Tomate aus.

1 rote Zwiebel
1–2 Knoblauchzehen
3–4 süße Fleisch- oder Buschtomaten
1 rote Paprikaschote (Peperoni)
1 Stange Staudensellerie
1 kleine Karotte
1–2 TL Ghee
2 EL Tomatenmark
½ TL Currypulver
¼ TL Kurkuma
Olivenöl
Steinsalz
»italienische« Kräuter wie Thymian, Oregano oder Majoran getrocknet oder frisch nach Geschmack
Penne oder andere Hartweizengrießnudeln

Zwiebel und Knoblauch schälen und fein hacken. Tomaten und Gemüse waschen und würfeln.

In einem Topf Ghee erhitzen. Zwiebeln und Knoblauch darin anbraten. Tomaten, Tomatenmark, Curry und Kurkuma hinzufügen und ankócheln lassen.

Die anderen Gemüse zufügen, 100 Milliliter Wasser aufgießen und kochen bis es weich ist.

Sauce fein pürieren, mit Steinsalz, Olivenöl und Kräutern abschmecken und zu den Nudeln reichen.

Die Sauce kann beispielsweise auch für Lasagne oder als Pizzabelag verwendet werden.

Spaghetti mit roter Zaubersauce

Paprikasauce ist eine sehr gute Alternative zu einer Tomatensauce. Sie schmeckt süß und fruchtig und hat keine negativen Auswirkungen auf den Stoffwechsel und die Körperkanäle, wie es bei übermäßigem Genuss von Tomaten der Fall sein kann.

350 g Dinkelspaghetti
3 rote Paprikaschoten (Peperoni)
1 rote Zwiebel
1 Knoblauchzehe
1 Pastinake
150 g Gemüsemais
1 TL Oregano, getrocknet
½ TL Thymian, getrocknet
½ TL Curry
1 TL Salz
1 EL Balsamessig
2 EL Olivenöl
1 Messerspitze Pfeffer

Die Paprika waschen und vierteln, Zwiebel und Knoblauchzehe schälen und vierteln. Zusammen mit etwas Pastinake, Mais, den Kräutern, Curry und Salz in einen Topf geben mit Wasser auffüllen und weich kochen.

Parallel dazu das Wasser für die Spaghetti aufsetzen und die Nudeln kochen.

Die gekochten Paprika (Peperoni) zu einer Sauce pürieren, mit Balsamessig, Olivenöl und gemahlenem Pfeffer abschmecken.

Die Sauce mit den gekochten Nudeln mischen.

Gemüselasagne

Lasagneblätter
1 Mangold
1 Zwiebel
2 Knoblauchzehen
2 TL Ghee
½ TL Salz
1 Messerspitze Chilipulver
Saft von ½ Zitrone

Für die Sauce:
2 Karotten
1 rote Paprikaschote (Peperoni)
200 ml Gemüsebrühe
100 ml Wasser
300 ml passierte Tomaten
100 ml Rahm oder Sojarahm
1 TL Oregano
1 TL Majoran
½ TL Kurkuma

Für die Sauce Karotten und Paprika putzen, in Stücke schneiden und in Gemüsebrühe weich dünsten. Mit den passierten Tomaten, Rahm, Kräutern und Kurkuma mischen und zu einer Sauce pürieren.

Für die Lasagne Zwiebel und Knoblauch fein hacken und in Ghee anbraten.

Den Mangold in Streifen schneiden, waschen und dem Gewürzsud zufügen und andünsten. Salz, Chilipulver und Zitronensaft zufügen, 5 Minuten köcheln lassen und anschließend den Mangold fein hacken.

Den Boden einer feuerfesten Form mit Sauce bedecken und mit Lasagneblättern auslegen.

Die Hälfte des Mangolds darauf verteilen. Wieder eine Schicht Lasagneblätter und darauf die andere Hälfte des Mangolds verteilen. Mit Lasagneblättern abdecken. Sauce darübergeben, sodass die Lasagne ganz mit Sauce bedeckt ist. Sollte die Sauce nicht ausreichen (da Lasagneform zu groß), nochmals passierte Tomatensauce mit frischem Rahm und italienischen Kräutern mischen und die Form damit auffüllen.

Lasagne im vorgeheizten Ofen bei 175 Grad etwa 35 Minuten garen. Sobald die Nudelblätter weich sind, kann serviert werden.

Penne mit feiner Rahmsauce

Penne aus Hartweizengrieß
2 kleine Stangen Staudensellerie
3 Karotten
1 Kohlrabi
1 TL Currymischung
1 TL Liebstöckel
1 Gemüsebrühwürfel
etwa 50 ml Rahm
Salz

Das Gemüse schälen, waschen und in Stücke schneiden.

Mit den Gewürzen und etwas Wasser weich kochen, dann fein pürieren.

Mit Salz, etwas Rahm und eventuell frischer Petersilie abschmecken.

Parallel zu der Sauce die Nudeln weich kochen und anschließend alles mischen.

Kartoffelgratin und Rosenkohl-Inseln in Maissauce

Für das Kartoffelgratin:
1 kg Kartoffeln (pro Person 2–3 Stück)
250 ml Rahm
200 ml Reismilch
½ TL Kreuzkümmel
Muskatnuss, gemahlen
Salz

Für das Rosenkohlgemüse:
600–800 g Rosenkohl
1 Zwiebel
1 EL Ghee
1 TL Salz
½ TL Honig
¼ TL gemahlener weißer Pfeffer

Für die Maissauce:
250 g Gemüsemais (frisch oder tiefgekühlt)
1 Karotte
½ TL scharfes Paprikapulver
Pfeffer und Salz
1 TL Liebstöckel
½ TL Curry
½ TL gemahlene Senfsamen
½ TL Senf
Saft von ½ Zitrone

Die Kartoffeln schälen und in ½ Zentimeter dünne Scheiben schneiden. In eine mit Ghee ausgestrichene feuerfeste Form geben.

Rahm, Reismilch und Gewürze mischen und die Kartoffeln damit übergießen. Falls die Flüssigkeit nicht ausreichend sein sollte, nochmals so viel Rahm darüber geben, bis alle Kartoffeln bedeckt sind.

Den Backofen auf 195 Grad vorheizen und das Gratin etwa 1 Stunde backen, bis die Kartoffeln gar sind und sich eine braune Kruste gebildet hat.

Für das Rosenkohlgemüse Zwiebel in Würfel schneiden und in Ghee mit dem Salz anbraten.

Den geputzten Rosenkohl zu den Zwiebeln geben, mit ½ Tasse Wasser aufgießen und 15 Minuten köcheln lassen. Mit Pfeffer und Honig abschmecken.

Für die Sauce Mais und gewürfelte Karotte mit Paprikapulver, Liebstöckel, Pfeffer und Salz 20 Minuten in 2 Tassen Wasser kochen.

Gemüse mit Curry, Senfsamen, Senf pürieren und mit Zitronensaft abschmecken.

Drachenfutter

Dieses einfache Wok-Gemüse mit gebratenem Reis würde meine Tochter am liebsten jeden Tag essen. Und mit Stäbchen macht es besonders viel Spaß.

2 Tassen gekochter Reis
2 EL Sonnenblumenöl oder Ghee
1 TL Cuminsamen
⅛ Weißkohl
2 Karotten
1 Stange Staudensellerie
1 Stange Lauch
150 g frische Erbsenschoten oder Buschbohnen
150 ml Gemüsebrühe
1 TL Currypulver
½ TL Paprika, edelsüß
½ TL Galgantpulver (falls vorhanden)
Salz
1 Scheibe frischer Ingwer
Sojasauce

Das Gemüse in feine Streifen schneiden und jedes Gemüse in einer eigenen Schüssel aufbewahren.

Im Wok (oder in einer große Pfanne) das Sonnenblumenöl erhitzen, Cuminsamen kurz anrösten und Weißkraut zufügen. Gut umrühren und zwei Minuten braten. Nun Karotten und Sellerie untermischen.

Zum Schluss Lauch und Erbsenschoten dazugeben, unter Rühren weiterbraten.

Die Gemüsebrühe mit Curry, Paprika, Galgant und etwas Salz mischen. Über das Gemüse geben und einköcheln lassen.

Den gekochten Reis untermischen. Am Schluss mit Sojasauce und frischem Ingwer abschmecken.

Nichtvegetarier können zum Schluss auch noch 2 verquirlte Eier mitbraten.

Spinat-Blätterteig-Pastete in pikanter Erdnusssauce

300 g Spinat, gedünstet
300 g Blätterteig, gefroren
2 Zwiebeln
2 TL Ghee
2 Knoblauchzehen, gepresst
½ TL Ajwain, gemahlen
1 TL Thymian
Salz und Pfeffer

Die Zwiebeln hacken und in Ghee andünsten, den Spinat, Knoblauch und die Gewürze hinzugeben und 10 Minuten dünsten lassen.

3 Scheiben des gefrorenen Blätterteigs etwa auf doppelte Größe ausrollen und damit den Boden einer mit Ghee ausgestrichenen Form oder eines Kuchenblechs auslegen.

Den angedünsteten Spinat auf dem Teig verteilen, noch einmal mit Salz, Pfeffer und Knoblauch nach Geschmack nachwürzen.

Den Spinat mit den restlichen Teigplatten bedecken und die Pastete 15 Minuten stehen lassen.

Den Backofen auf 225 Grad vorheizen. Die Gemüsepastete 30 Minuten backen.

Mit pikanter Erdnusssauce servieren.

Für die Erdnusssauce:
1 EL Ghee
1 kleine Zwiebel
1 kleine Scheibe Ingwer
½ Chilischote
¼ TL Koriander, gemahlen
¼ TL Kurkuma, gemahlen
1 TL Currypulver
2 Stangen Zitronengras oder ½ Bund glatte Petersilie
2 rote Paprikaschoten (Peperoni)
100 g Kokosmilch
50–60 g Erdnussmus
1 Messerspitze Ingwerpulver
Pfeffer und Salz

Ghee, Zwiebel, Ingwer, Chili, Kurkuma, Curry und Zitronengras im Mixer zu einer Paste pürieren.

Die Paprikaschoten vierteln, von den Kernen befreien und in etwas Wasser weich kochen. Paprika ebenfalls pürieren.

Die Gewürzpaste in einem Topf anbraten, Kokosmilch, Erdnussmus und Paprikapüree zufügen und 10 Minuten köcheln lassen.

Mit Salz, Pfeffer und etwas gemahlenem Ingwer abschmecken.

Es muss nicht immer vegetarisch sein

Hühnchenbrust in Mangosauce

Von allen Fleischsorten wird Geflügel in der ayurvedischen Ernährungslehre als die bekömmlichste angesehen. In Kombination mit Gemüse, Salat und Reis ist es sehr gut zu verdauen, stärkt den Gewebeaufbau und stabilisiert Körper und Geist.

4 Hühnchenbrustfilets
1 Zwiebel
1 Scheibe frischer Ingwer
1 EL Ghee
1 TL Senfsamen
2 Nelken
¼ TL Kurkuma
¼ TL Curry
2 frische reife Mango oder 50 ml Mangopulp
100 ml Kokosmilch
¼ TL Koriander, gemahlen
¼ TL Garam Masala
Pfeffer und Salz

Das Hühnchenfilet in mundgerechte Stücke schneiden. Die Zwiebel und Ingwer fein hacken.

Das Ghee in einem Topf erhitzen, Senfsamen und Nelken darin anrösten, Zwiebeln und Ingwer hinzufügen und dann den Gewürzsud mit Kurkuma und Curry abrunden.

Das geschnittene Hühnchenfilet im Gewürzsud anbraten und rundum bräunen. Etwas Salz zufügen und für etwa 10 Minuten im eigenen Saft köcheln lassen.

Die frischen Mangos schälen und das Fruchtfleisch pürieren (oder das bereits fertige Mangopulp verwenden) und mit der Kokosmilch unter das Hühnchenfleisch mischen. Weitere 10 Minuten köcheln lassen.

Mit Koriander, Garam Masala, Pfeffer und Salz abschmecken und zu gekochtem Reis servieren.

»Echt« indisches Hühnchencurry

Dieses Gericht ist genau das Richtige für ältere Kinder und Jugendliche, die einen Sinn für gutes und exotisch-angehauchtes Essen entwickelt haben. Die angenehme Schärfe regt den Stoffwechsel an, verbrennt Giftstoffe (Ama) und schenkt neue Tatkraft. Schmeckt hervorragend zu einfachem Reis oder Couscous.

4 Hühnchenschenkel
1 Zwiebel
1 Knoblauchzehe
2 Fleischtomaten
1 EL Ghee
1 TL Senfsamen
3 Kardamomkapseln
1 TL Currypulver oder Chickenmasala
(aus dem India-Laden)
1 TL Chilipulver
Salz
150 ml Gemüsebrühe
½ TL Garam Masala
1 große Scheibe frischer Ingwer
3–4 EL Joghurt
frisches Koriandergrün

Zwiebel und Knoblauch fein hacken, die Tomaten fein würfeln.

Das Ghee in einem schweren Topf erhitzen. Die Senfsamen anmörsern, die Kardamomkörner aus den Kapseln lösen und beides im Ghee anrösten. Zwiebeln und Knoblauch zufügen und goldgelb anschwitzen.

Curry- und Chilipulver mitbraten. Tomaten und Salz zufügen. Den Gewürzsud etwas köcheln lassen, bis die Tomaten breiig sind.

Die Hühnchenschenkel zugeben und anbräunen lassen. Wenn der Topf keine Flüssigkeit mehr enthält, mit Gemüsebrühe aufgießen, umrühren und die Hühnchenschenkel im geschlossenen Topf 40 Minuten garen. Ab und zu umrühren.

Die Sauce der fertigen Hühnchenschenkel mit Garam Masala, frischem Ingwer und Joghurt verfeinern. Je nach Geschmack kann auch frisches Koriandergrün zugefügt werden.

Feines Hühnchenragout mit Cashewnüssen

Auf Anregung meines Sohnes möchte ich auch dieses Gericht in die Rezeptsammlung mit aufnehmen. Er sagt, es schmeckt so gut, dass selbst seine »normal« essenden Freunde davon begeistert sind. Eben was für echte Kerle, mit Sinn fürs Feine.

4 Hühnchenbrustfilets
2 Frühlingszwiebeln
1 EL Ghee
3 Nelken
½ TL Ingwerpulver
½ TL Koriandersamen, gemahlen
½ TL Kurkuma
½ TL Gemüsebrühe
Salz
2 Lorbeerblätter
200 ml Kokosmilch
1 Handvoll Cashewnüsse
1 große Scheibe Ingwer
etwas Zitronensaft

Die Hühnchenbrustfilets in Würfel schneiden. Die Frühlingszwiebeln in feine Ringe schneiden.

Das Ghee in einer Pfanne erhitzen. Frühlingszwiebeln anschwitzen, Nelken und Hühnchenfleisch zufügen und anbraten.

Ingwerpulver, Koriander, Kurkuma, Gemüsebrühe und Salz in einem halben Glas Wasser auflösen und über das angebratene Hühnchenfleisch geben, Lorbeerblätter zufügen und köcheln lassen.

Nach wenigen Minuten die Kokosmilch, Cashewnüsse und frisch geriebenen Ingwer zufügen. Mit etwas Zitronensaft abschmecken und sobald das Hühnchen zart und weich ist, zu Reis und Gemüse servieren.

Schokoladenpfannkuchen

Die Pfannkuchen können auch mit Kalmutmehl (super lecker) oder mit Gerstenmehl (besonders gut zum Frühstück!) zubereitet werden. Man kann selbstverständlich auch auf den Kakao verzichten.

2 Eier
300 ml Reismilch
5 gehäufte EL Weizenmehl
3 EL Vollrohrzucker
2 EL Kakao oder Carob (bio)
1 TL Backpulver
1 Messerspitze Salz
½ TL Kardamom, gemahlen
eventuell etwas Ghee zum Ausbacken

Die Eier schaumig schlagen. Die übrigen Zutaten zufügen und zu einer sämigen Masse verrühren.

Eine schwere Pfanne erhitzen und etwas Ghee (je nach Pfanne) hineingeben.

Eine Schöpfkelle voll Teig hineingeben, anbräunen, wenden und zu dünnen Pfannkuchen ausbacken.

Schmeckt lecker mit etwas Honig, mit Marmelade oder pur.

Karottenpudding

Zu diesem »Klassiker« gibt es eine niedliche Geschichte:

Als mein ältester Sohn seinen sechsten Geburtstag im Kindergarten feierte, gab ich ihm eine große Schüssel Karottenpudding mit. Alle Kinder aßen begeistert, bis die Kindergärtnerin meinen Sohn beiläufig fragte: »Was ist denn alles in dem tollen Pudding drin?« Er antwortete arglos: »Karotten, Reis ...« Sobald die Kinder das Wort Karotten hörten, ließen sie alle wie auf Kommando den Löffel fallen und sagten, sie hätten keinen Hunger mehr. Nun brachte die Kindergärtnerin den restlichen Pudding in die Nachbargruppe. Wieder aßen alle Kinder begeistert die leckere Süßspeise, bis ein Kind aus der ersten Gruppe kam und rief: »Vorsicht, da sind Karotten drin!«

Dies war leider das letzte Mal, dass mein Sohn Karottenpudding aß.

300 g Karotten
2 EL Rohrzucker
200 ml Rahm oder Milch
1 Päckchen Vanillepudding
1 TL Kardamom, gemahlen
½ TL Zimt
½ TL Ingwerpulver
1 Messerspitze Muskat
1 Messerspitze Safran
Rohrzucker
Rosenwasser

Die Karotten putzen, zerkleinern und mit etwas Zucker in 200 Milliliter Wasser weich dünsten, anschließend im Mixer fein pürieren.

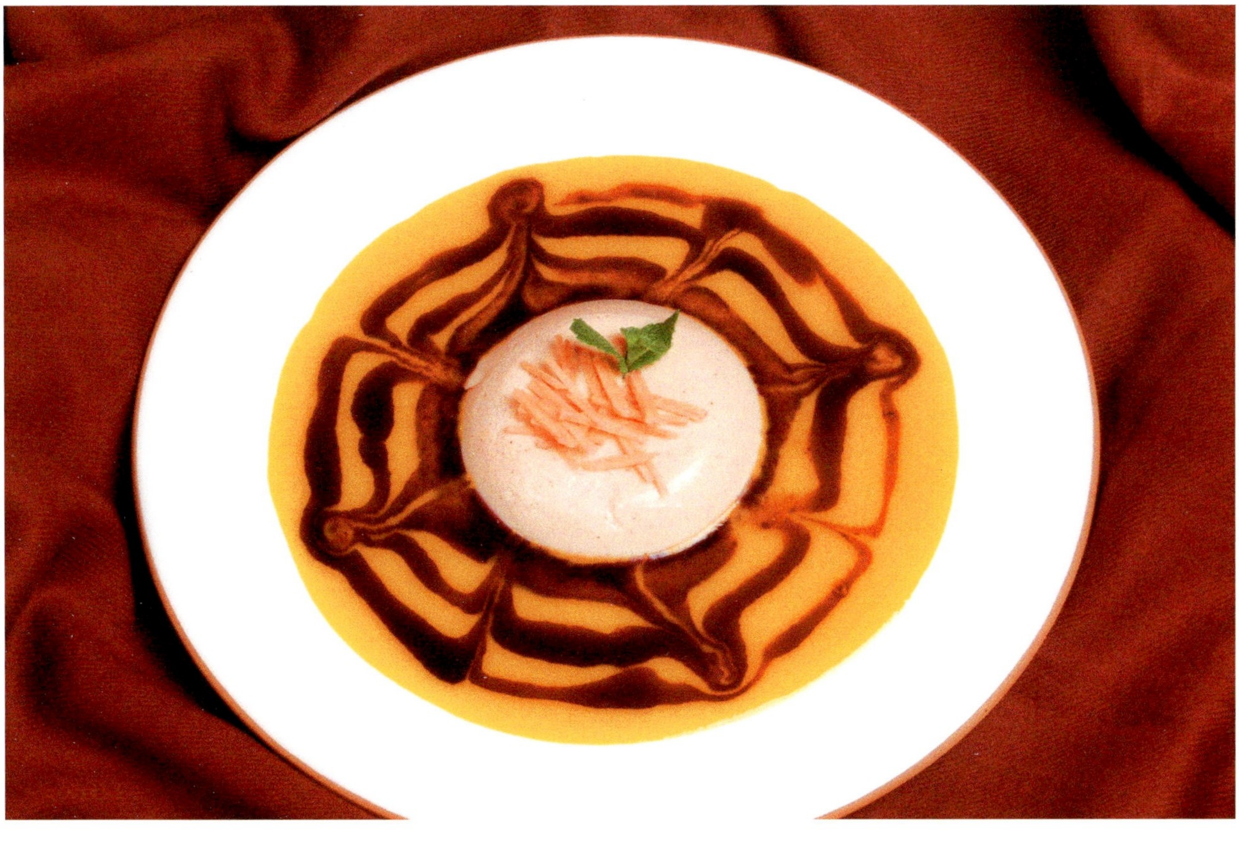

Den Rahm oder die Milch erhitzen, das Puddingpulver, die Gewürze und etwas Rohrzucker darin auflösen und zum Köcheln bringen.

Die pürierten Karotten zufügen und unter Rühren aufkochen lassen. Mit Rosenwasser abschmecken und in Dessertschälchen umfüllen. Mit etwas geschlagenem Rahm oder gehackten Pistazienkernen garnieren.

Schokoladenmousse

1 TL Ghee
1 Tafel Bio-Schokolade
170 ml Milch
3 EL Reismehl
¼ TL Vanillepulver
¼ TL Zimtpulver
1 Messerspitze Ingwerpulver
200 ml Rahm
2 EL Agavendicksaft oder Ahornsirup

Das Ghee in einem Topf erhitzen. Die Schokolade dazugeben und bei niedriger Hitze zum Schmelzen bringen. Milch, Reismehl und Gewürze unterrühren und unter ständigem Rühren 5 Minuten köcheln lassen. Abkühlen lassen.

Den Rahm steif schlagen. Kurz bevor der Rahm fest ist, Agavendicksaft oder Ahornsirup dazugeben und kurz weiter rühren, bis der Rahm steif ist.

Den geschlagenen Rahm vorsichtig unter die Schokoladencreme heben und in Dessertschälchen füllen. Mit Kokos- oder Schokostreuseln garnieren.

Götterspeise

Dieser Nachtisch schmeckt »recht gesund« und ist eventuell etwas gewöhnungsbedürftig. Doch die Zutaten ergeben ein wirkungsvolles Therapeutikum gegen Übersäuerung und sind deshalb hervorragend für Pitta-Kinder mit Hautbeschwerden, Zahnfleischbluten oder Sodbrennen geeignet.

4 gestrichene EL Marantastärke (Pfeilwurzelmehl)
4 gehäufte TL gefriergetrocknetes Rote-Bete-Pulver (Randenpulver)
¼ TL Kardamom
1 TL Bourbonvanille
2 EL Honig
2 EL Ahornsirup
Saft von ½ Zitrone

Marantastärke, Rote-Bete-Pulver, Kardamom und Bourbonvanille in 4 Tassen kaltem Wasser gleichmäßig verrühren.

Die Masse unter ständigem Rühren zum Kochen bringen und 1 Minute kochen lassen.

Honig, Ahornsirup und Zitronensaft unter die Masse rühren. In einer Glasschüssel erkalten lassen.

Mangoeis

Mango ist die einzige Frucht, die auch mit anderen Speisen bedenkenlos kombiniert werden kann. Deshalb ist Mangoeis ein super Nachtisch, der nicht nur für Kinder ein echtes Highlight darstellt.

2 reife Mango oder 1 Flasche Mangopüree (Bio von Alnatura)
200 ml Rahm
150 g Vollfettjoghurt
1 Messerspitze Kardamom
Saft von ½ Orange
1 TL Rosenwasser
4 EL Agavendicksaft oder Ahornsirup
1 Prise Vanille

Die frischen Mangos in der Küchenmaschine oder mit einem Pürierstab sehr fein pürieren. Das Püree mit dem ungeschlagenen Rahm und den anderen Zutaten gut vermischen.

Die Eismasse mindestens einen Tag und eine Nacht einfrieren.

Die gefrorene Masse aus der Kühltruhe herausnehmen und nochmals in der Küchenmaschine stark zerkleinern, so entsteht ein sehr cremiges Eis.

Abermals für mehrere Stunden einfrieren und mit frischer Mango und geschlagenem Rahm servieren.

Bananeneis

Für dieses gesunde Eis braucht man nicht einmal eine Eismaschine.

4 Bananen
200 ml Rahm oder Sojarahm
1 Messerspitze Zimt oder Vanille

Die Bananen in Stücke schneiden und im Gefrierbeutel frosten.

Direkt vor Verzehr die gefrorenen Bananenstücke in den Mixer geben, flüssigen Rahm und Zimt oder Vanille zufügen und zu einem cremigen Eis aufschlagen.

Kichererbsenwaffeln

200 g Kichererbsenmehl
200 g Dinkelmehl
1 TL Backpulver
100 g Ghee
etwa 125 ml Milch
150 g Vollrohrzucker oder Agavendicksaft
1 Messerspitze Ingwerpulver
1 Messerspitze Kurkuma
1 Messerspitze Nelke
1 TL Kardamom
1 TL Zimt
1 Prise Salz
1 Scheibe frischer Ingwer
1 Zitrone

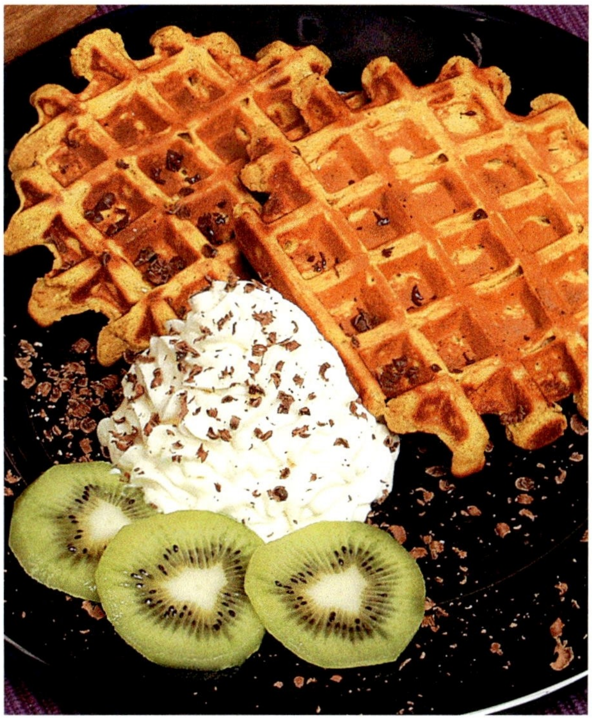

Das Mehl mit dem Backpulver mischen, flüssiges Ghee, Milch, 125 Milliliter Wasser, Zucker und Gewürze untermischen und alles zu einem glatten, flüssigen Teig verrühren.

Den frischen Ingwer fein raspeln und mit dem Zitronensaft und der Zitronenschale unter den Teig mischen. Für mindestens 20 Minuten ruhen lassen. Falls der Teig zu fest sein sollte, noch etwas Wasser dazugeben.

Das Waffeleisen erhitzen und jeweils eine Schöpfkelle des sämigen Teiges im gebutterten Waffeleisen ausbacken.

Die frischen Waffeln mit etwas geschlagenem Rahm und Ahornsirup genießen.

Fit in den Tag – mit dem Ayurvedafrühstück

Die folgenden Rezepte sollen Ihnen einige Anregungen und Ideen aufzeigen, wie Sie für Ihre Kinder den Tag auf leichte und dynamische Weise beginnen können.

Vermeiden Sie, ihnen übermäßig viel Milch, Kakao, Wurst, Käse, Joghurt und stark gezuckerte Speisen (wie Cornflakes mit Zucker- oder Schokoladenüberzug) zu geben. Ein sonntäglicher Familienbrunch mit allem, was dazugehört, ist zwar nicht unbedingt ayurvedisch, kann aber ausnahmsweise als Ersatz für das Mittagessen genossen werden. Dann sind zwei Tassen Ingwerwasser im Vorfeld unerlässlich.

Feiner Grießbrei mit Rosinen

Pro Person:
½ Tasse Weizengrieß
½ TL Vollrohrzucker
1 Prise Salz
1–1½ Tassen Reismilch
Rosinen nach Geschmack
Zimt, Vollrohrzucker zum Bestäuben nach Geschmack

Einen Topf erhitzen, den Grieß darin trocken anrösten.

Den Zucker und das Salz unterrühen. Mit Reismilch aufgießen und unter Rühren köcheln lassen. Rosinen zufügen.

Den Grießbrei auf den Teller geben, Zimt und Zucker darüberstreuen und mit gedünsteten Früchten servieren.

Leckerer Getreidebrei

Getreidebrei oder Porridge ist eines der wichtigsten ayurvedischen Frühstücksrezepte. Es entlastet den Stoffwechsel, bindet Säuren und stärkt den Körper. Zusammen mit gedünstetem Obst ist es ein delikates Frühstück, das besonders zur kalten und windigen Jahreszeit oder in Stresssituationen äußerst nährend und aufbauend wirkt.

Pro Person:
½ Tasse feine Getreideflocken (Hafer, Weizen oder Gerste)
1 Prise Salz
etwas Zimt, Vanille und Akazienhonig zum Abschmecken

Die Getreideflocken mit 1½ Tassen kaltem Wasser und Salz in einem Topf ansetzen, zum Kochen bringen und 3–5 Minuten unter Rühren köcheln lassen. Je nach Geschmack mit Zimt, Vanille und etwas Akazienhonig abschmecken.

Dazu gedünstete Äpfel- oder Birnenstücke – das schmeckt!

Gedünstete Früchte

Gedünstetes Obst ist für Kinder ein sehr bekömmliches Frühstück. Durch den sanften Dämpfprozess wird in den Früchten die Säure und die Kälte neutralisiert, wodurch sie für alle Doshas sehr verträglich sind.

Pro Person:
1 Apfel, Birne oder Banane
1 TL Ghee
1 TL Vollrohrzucker

Das Obst schälen und in Stücke schneiden.

In Ghee andünsten, etwas Zucker und Wasser zugeben und 3–5 Minuten simmern lassen.

Frühstückswaffeln aus Haferflocken

Mit diesen Waffeln macht das Frühstücken richtig Spaß. Man kann sie mit Marmelade, Honig oder pur genießen. Die luftig-knusprigen Waffeln sind wie ein Getreidebrei in gebackener Form, schmecken aber um vieles aufregender. Statt nur Haferflocken zu nehmen, kann man auch einen Anteil Dinkelmehl zufügen, dann werden die Waffeln noch etwas feiner.

400 g Haferflocken (fein)
3 EL Ghee
½ TL Backpulver
3 EL Vollrohrzucker
½ TL Zimt
1 Prise Salz

Alle Zutaten mit etwa 600 Milliliter lauwarmem Wasser zu einem glatten Teig rühren, 10 Minuten stehen lassen, sodass die Haferflocken aufquellen können. Eventuell noch mehr Wasser hinzugeben. Die Konsistenz des Teiges sollte so sein, dass er vom Löffel läuft.

Das Waffeleisen erhitzen, mit etwas Ghee ausstreichen und die Waffeln backen.

Bratäpfel mit Dinkelflockenfüllung

2 Äpfel
4 EL Dinkelflocken
2 TL Ghee
1 EL Agavendicksaft
1 Messerspitze Vanille
1 Messerspitze Anispulver

Die Äpfel waschen und halbieren, das Gehäuse entfernen.

Dinkelflocken, Ghee, Honig und Gewürze zu einem Teig verkneten und damit die Äpfel füllen.

Die Apfelhälften in eine feuerfeste Form geben, etwas Wasser auf den Boden der Form geben und im Backofen bei 175 Grad 20–25 Minuten backen.

Herzhafte Sandwichaufstriche und Snacks

Nicht alle Kinder lieben das Süße am Morgen. Da stellen geröstete Toastbrote oder knackige Reiswaffeln mit vegetarischen Brotaufstrichen und frischen Keimlingen eine gute Alternative dar. Allerdings gibt es das typisch belegte Brot in der klassischen Ayurvedaküche nicht. Die indischen Brote sind normalerweise frisch gebackene Fladen, die zum Gemüse und Chutney verzehrt werden. Und doch findet unsere Backkunst in der ganzen Welt Anerkennung. Die breite Palette an vollwertigen Backwaren ist ein Stück Ess- und Lebenskultur, die speziell aus unserer Ernährungsweise nicht wegzudenken ist. Doch Wurst und Käse sind wahrlich nicht die bekömmlichsten Brotauflagen, da diese Kombinationen schwer verdaulich und toxisch wirken können. So möchte ich Ihnen mit den folgenden Grundrezepten alternative Brotaufstriche vorstellen. Am besten schmecken sie auf leichtem Vollkornbrot aus geschrotetem Mehl oder auf getoasteten Sandwichs. Ebenso beliebt sind auch Gemüseburger, für die ein frisches Brötchen mit Butter bestrichen und anschließend mit frischen Keimlingen, Rohkost und Salatblättern belegt wird.

Sonnenblumenkernpaste

2 große Tassen Sonnenblumenkerne
2 EL Senf
1 Zwiebel
1 Knoblauchzehe
125 g Butter
½ TL Gemüsebrühe
Majoran
Pfeffer und Salz
frische Petersilie

Sonnenblumenkerne im Mixer zerkleinern, den Senf dazugeben.

Die fein gewürfelte Zwiebel und den zerdrückten Knoblauch in der Butter gut anbraten. Mit 1 Tasse Wasser ablöschen, Gemüsebrühe einrühren, aufkochen und über die Sonnenblumenkerne geben, verrühren, mit Majoran, Pfeffer und Salz abschmecken, gehackte Petersilie daruntertühren und kalt stellen.

Hefebutter

250 g Butter
50 g Quark
100 g Hefeflocken
½ rote Paprikaschote (Peperoni)
frischer Schnittlauch
1 TL Ingwer, gemahlen
1 TL Sojasauce

Die Butter leicht anwärmen und mit dem Quark und den Hefeflocken verquirlen.

Die rote Paprikaschote und Schnittlauch fein hacken und mit der Sojasauce und Ingwerpulver unter die Hefebutter mischen.

Avocadocreme

1 reife Avocado
50 g Quark oder Frischkäse
Saft von ½ Zitrone
1 Messerspitze Paprikapulver
1 Messerspitze Muskatnuss
frische Kresse

Das Avocadofruchtfleisch mit dem Quark, Zitronensaft und Gewürzen pürieren. Frische Kresse darübergeben.

Pilzbutter

250 g Steinpilze oder Champignons
2 EL Olivenöl
1 TL Sojasauce
1 TL Majoran oder Oregano
Steinsalz
50 g Butter
etwas frische Petersilie nach Geschmack

Die Pilze in Scheiben schneiden und in Olivenöl, Sojasauce, Oregano und Salz einlegen.

Eine schwere Pfanne erhitzen und die marinierten Pilze darin anbraten. Abkühlen lassen.

Mit der Butter in einem Mixer pürieren. Eventuell mit frischer Petersilie verfeinern.

Frischkäsecracker mit Radieschen und Kresse

Mein jüngster Sohn liebt Frischkäse, obwohl dies für seine Nasen- und Nebenhöhlen kein so optimaler Brotaufstrich ist. Auf einem leichten Kräcker mit entschleimenden Gewürzen und scharfen Gemüsen sind jedoch genügend ausgleichende Eigenschaften geschaffen, um ihm diesen Genuss zu gönnen.

Wenn Ihr Kind empfindlich auf Milchprodukte reagiert, sollte es diese am besten zwischen 11 und 16 Uhr essen, denn während dieser Zeit neigt der Körper am wenigsten zur Schleimbildung.

Reiswaffeln oder Knäckebrot
Bio-Frischkäse
¼ TL Kreuzkümmelsamen, gemahlen
1 Messerspitze Paprika, edelsüß
1 Messerspitze Kurkuma
frische Radieschen (oder Rettich), in dünne Scheiben geschnitten
frische Kressekeimlinge und/oder Radieschenkeimlinge
eventuell etwas Schnittlauch

Den Frischkäse mit Kreuzkümmel, Paprikapulver und Kurkuma mischen.

Frischkäse auf Kräcker streichen, mit Radieschen, Keimlingen und etwas Schnittlauch belegen.

Rezeptverzeichnis

Die Autorinnen

Kerstin Rosenberg
Mutter von drei Kindern, Ayurveda-Ernährungs- und -Gesundheitsberaterin. Leitet seit über zehn Jahren Ayurveda-Ausbildungen in Deutschland, der Schweiz und Italien. Geschäftsführerin der Europäischen Akademie für Ayurveda (EAA) in Birstein sowie Dozentin an der European Academy of Ayurveda.

www.ayurveda-academy.de
www.mahindra-institut.de

Dr. med. Kalpana Bandecar
1966 in Hannover geboren, studierte Schulmedizin in Hannover. Ausbildung in ayurvedischer Medizin und praktische Erfahrung in einem ayurvedischen Krankenhaus in Indien. Seit 2004 eigene Praxis für ayurvedische Medizin für Kinder und Erwachsene in Hannover. Dozentin an der EAA und Yogalehrerin.

www.ayurveda-medizinhannover.de/dr.htm

Bücher aus dem AT Verlag

Kerstin Rosenberg
Das Ayurveda-Praxisbuch für Frauen
Gesund, schön und sinnlich

Hans H. Rhyner, Birgit Frohn
Heilpflanzen im Ayurveda

Hans H. Rhyner, Irene Karner
Das Ayurveda-Kamasutra
Zeit für Sinnlichkeit

Nicky Sitaram Sabnis
Das große Ayurveda-Kochbuch
150 einfache, indisch inspirierte Rezepte

Markus Dürst, Doris Iding, Johanna Wäfler
Ayurvedisch kochen mit den Jahreszeiten
90 vegetarische Rezepte mit einheimischen Produkten

Richard Kellenberger/Christine Kellenberger
Taschenführer Schüssler-Mineralstoffe

Werner Kühni/Walter von Holst
Gesund durch Heilsteine und Öle
180 Erkrankungen schnell und wirksam behandeln

Werner Kühni/Walter von Holst
Kolloidales Silber als Medizin

Werner Kühni/Walter von Holst
Taschenlexikon der Steinheilkunde

AT Verlag
Stadtturmstraße 19
CH-5401 Baden
Telefon +41 (0)58 200 44 00
Fax +41 (0)58 200 44 01
E-Mail: at-verlag@azag.ch
Internet: www.at-verlag.ch